ANDREAS BRIESCHKE

AF138039

Viruserkrankungen
ganzheitlich behandeln

**Heilpflanzen, natürliche Heilmittel und Hausmittel
sicher und nachhaltig anwenden**

**Das
Immunsystem
natürlich
stärken**

humboldt

Für Klaus – one love

VORWORT

Liebe Leserin, lieber Leser,

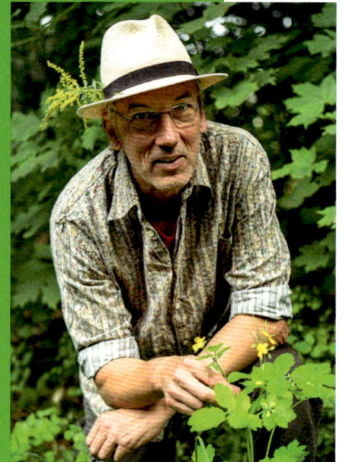

seit dem Frühjahr 2020 ist der breiten Öffentlichkeit schmerzlich bewusst geworden, welchen Einfluss Viren und von ihnen verursachte Krankheiten auf unser persönliches und gesellschaftliches Leben nehmen können. Die Corona-Pandemie hat die Welt verändert und unser Bewusstsein für die Endlichkeit des Daseins geschärft.

Leider wurde im öffentlichen Diskurs eine ganz wesentliche Frage nur selten gestellt: Was erhält uns gesund? Man könnte auch fragen: Wie stärken wir unsere Resilienz, unser Immunsystem, wie helfen wir ihm und verhindern so schwere Verläufe? Aktionismus, schlechte Kommunikation und mediale Angstmache gehören nicht dazu, sie wirken nachgewiesenermaßen negativ auf das Immunsystem.

Um an dieser Stelle nicht missverstanden zu werden: Schulmedizin hat ihre absoluten Berechtigung und erzielt im Bereich lebensbedrohlicher Notfälle große Erfolge. Sie rettet Leben, und die Arbeit der Kolleginnen und Kollegen in den Krankenhäusern verlangt mir hohen Respekt ab.

Komplementäre Medizin, die ich eben als ergänzend und nicht „alternativ" zur Schulmedizin begreife, hat ihre große Qualität im Bereich der Vorbeugung und der Behandlung funktioneller Erkrankungen, also bevor etwas „richtig schlimm" ist. Sie verhindert so schwere Verläufe.

Ich möchte keine Entweder-oder-Diskussion aufmachen. Die Frage nach der „richtigen" Medizin ist etwas für Ideologen, für die praktische Arbeit mit erkrankten Menschen ist sie völlig irrelevant. Eine Behandlung basiert auf der Beziehung und individuellen Entscheidungen von behandelnder und erkrankter Person, ein immer und allgemein gültiges richtiges Vorgehen kann es dabei nicht geben.

Wir sollten uns aber nichts vormachen: Menschen sind keine reparierbaren Maschinen, und das eine immer wirksame Mittel, das die Pharmakologie erträumt, gibt es nicht. Die Behörden kaufen immer wieder einmal für Millionen von Steuergeldern Mittel, deren behauptete Wirksamkeit einer nachträglichen wissenschaftlichen Überprüfung nicht standhält. Der Staat agiert da ähnlich wie ein Individuum, das für viel Geld vermeintliche Wundermittel von zweifelhaftem Nutzen ersteht. Die eine Wunderpflanze oder das Biowundermittel gegen Viren gibt es nämlich auch nicht, auch wenn Sie im Internet viele solche angeboten bekommen.

Gleichwohl gibt es eine Fülle von seriösen Studien mit Hinweisen auf eine unterstützende und heilende Wirkung vieler Heilpflanzen und anderer Naturheilmittel bei Viruserkrankungen. Ein pragmatischer Umgang mit der Situation liegt in der Kombination und rhythmischen Anwendung vieler verschiedener Maßnahmen.

Wie Sie dieses Buch optimal nutzen
Dieser Ratgeber hat die Absicht, dem Wortsinn gerecht zu werden, er soll also Rat geben. Sie werden in diesem Buch eine Fülle von Möglichkeiten und Mitteln kennenlernen, deren Ziel es ist,

Ihre Gesundheit zu stärken und im Erkrankungsfall lebensbedrohliche Verläufe zu vermeiden. Um möglichst großen Nutzen
aus dem Buch ziehen zu können, lesen Sie es am besten quer.
Fragen Sie, was Sie wissen möchten. Beginnen Sie mit dem Kapitel oder Thema, das Sie am meisten interessiert. So können Sie
einzelne virale Erkrankungen nachschlagen und im Bedarfsfall
mit den Tipps zur Behandlung loslegen.

In diesen Kapiteln finden Sie viele Querverweise auf Hintergrundinformationen, die zum Verständnis der Anwendungen
beitragen. Vielleicht interessiert Sie auch eine bestimmte Heilpflanze oder Sie wollten schon immer mal wissen, wann und wie
man Zwiebelwickel richtig macht. Natürlich können Sie auch direkt mit den Hintergrundinformationen starten und sich über
die Welt der Viren, Schüßler-Salze oder das allgemeine naturheilkundliche Vorgehen belesen. Ein Register am Ende des Buches
erleichtert Ihnen die Suche.

In jedem Fall ist dieser Ratgeber eine Einladung, praktische
Erfahrungen zu machen und so mehr und mehr Möglichkeiten
zur Verfügung zu haben, selbst etwas zu tun. Es ist dabei sehr
sinnvoll, nicht alle Maßnahmen auf einmal anzuwenden (weniger ist mehr), sondern sich diese Stück für Stück zu erschließen,
zu erleben, was Ihnen guttut, und so ihre eigene, individuell zu-
geschnittene Hausapotheke zu erstellen. Dennoch ist es auch
mein Wunsch, Ihnen ein Verständnis der Körperfunktionen, der
Erkrankungen und der daraus resultierenden Logik von Behand-
lungsansätzen zu vermitteln. Ich bin überzeugt, dass Mittel besser wirken, wenn man ihre Sinnhaftigkeit nachvollziehen kann.
Selbstwirksamkeit und Vertrauen in die eigenen Selbstheilungskräfte sind kraftvolle Werkzeuge der Gesunderhaltung gerade bei
der Behandlung viraler Erkrankungen.

Dabei erkläre ich naturheilkundliches Vorgehen immer so:
Wir klopfen an zehn Türen, und wenn wir an jeder Tür zehn
Prozent Besserung bekommen, ist alles gut. Bekommen wir nur

an einer Tür zehn Prozent, haben wir trotzdem etwas erreicht. Die Realität wird irgendwo dazwischen liegen. Beim nächsten Mal werden wir dann aus einer gebesserten Situation erneut an zehn Türen klopfen und immer so weiter. Genauso funktioniert auch ein prophylaktisches Vorgehen: Wir ergreifen eine Summe von Maßnahmen und wechseln diese immer wieder ab, um Gewöhnung zu vermeiden, und sorgen so die ganze Zeit für unsere Gesundheit. Wenn ich z. B. durch Gurgeln mit antiviral wirksamen Pflanzen wie etwa Thymian die Viruslast in meinem Rachenraum für zwei Stunden um angenommene 30 Prozent reduziere, habe ich kein Wundermittel gegen Corona gefunden, aber dennoch etwas Wirksames getan. Esse ich dazu Meerrettich und gehe im Wald spazieren ... Sie verstehen die Idee.

Das hier dargestellte Vorgehen ist das Ergebnis von über 25 Jahren Arbeit mit vielen tausend Patientinnen in meiner Naturheilpraxis. Ich bin diesen Menschen sehr dankbar für ihr Vertrauen und für viele berührende Erfahrungen, die ich machen durfte. Einige davon erzähle ich in diesem Buch. Großer Dank gilt auch unseren „älteren Geschwistern", den stets hilfsbereiten Heilpflanzen, und all den wunderbaren Menschen, von denen ich lernen durfte.

In diesem Sinne wünsche ich Ihnen viel Spaß beim Lesen, Ausprobieren und beste Gesundheit. Möge dieser Ratgeber zu Ihrer Gesundheitsförderung beitragen!

PS: Ich freue mich über Zuschriften und Erfahrungsberichte. Über meine Arbeit und meine Person können Sie sich auf www.andreas-brieschke.de und www.brieschkeundfreunde.de informieren.

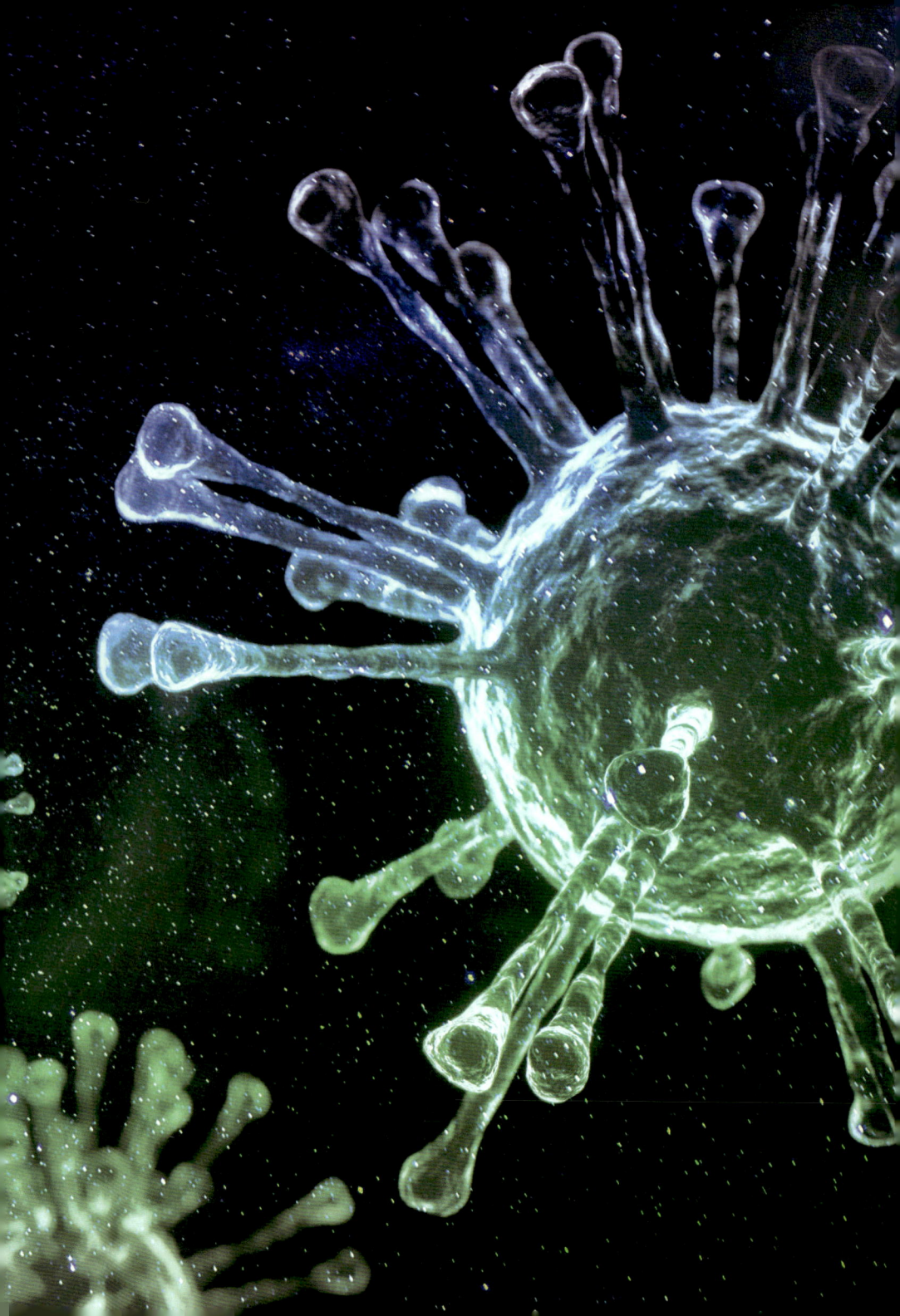

VIRUSERKRANKUNGEN: DAS SOLLTEN SIE WISSEN

In diesem Kapitel finden Sie die wichtigsten wissenschaftlichen Informationen über Viren zusammengefasst und einfach erklärt. Davon werden Behandlungsoptionen abgeleitet und einige weiterführende Gedanken entwickelt – auch zum potenziellen Nutzen dieser scheinbaren "Feinde". Anschließend folgen praxiserprobte Tipps zur Allgemeinbehandlung und eine Erläuterung dessen, was uns gesund erhält: unser Immunsystem. Zum Abschluss erfahren Sie, warum Fieber hilfreich ist, übertriebener Stress krank macht und wie Sie mit beidem umgehen können. Dabei lernen Sie die ersten hilfreichen Heilpflanzen kennen.

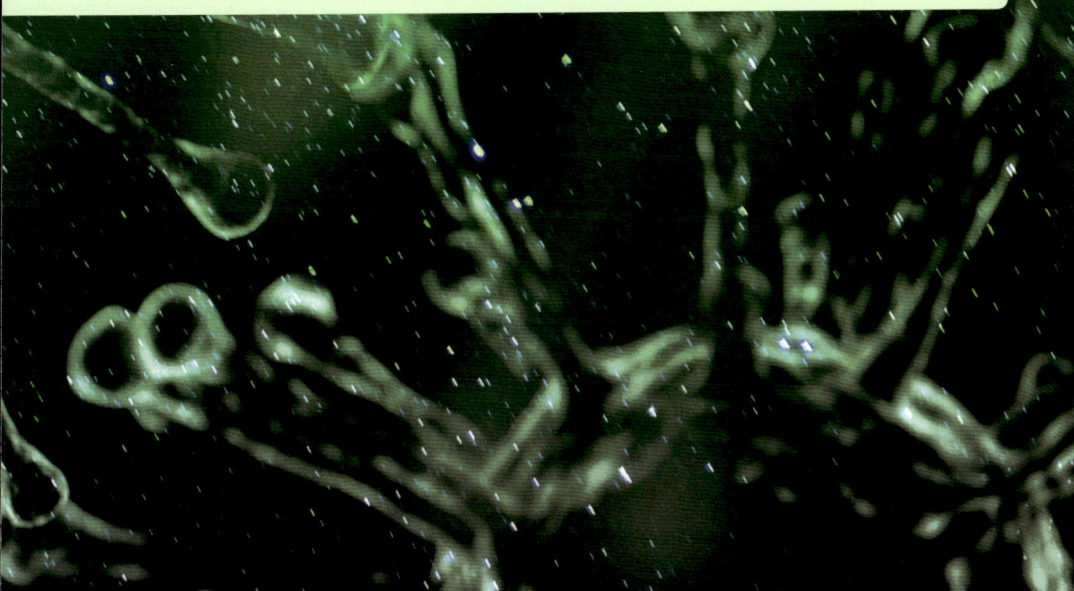

Die faszinierende Welt der Viren

Viren lehren uns immer wieder das Fürchten, zuletzt Corona, davor die Schweinegrippe, aber auch Ebola, HIV und andere sind uns noch gut im Gedächtnis. Das lateinische Wort virus bedeutet nicht von ungefähr Gift.

Es gibt viele Wege, sich dem Phänomen Virus zu nähern, von denen ich einige mit Ihnen teilen möchte. Sicher ist nur, dass sich in Naturzusammenhängen Schwarz-Weiß-Denken verbietet. Es gilt ein „Sowohl als auch", denn nichts ist nur schlecht oder nur gesund. Dies drückt sich lustigerweise auch in unserer digitalen Welt aus, wenn man davon spricht, dass etwas „viral geht". Dies meint einerseits eine rasant schnelle Verbreitung, ist dabei aber durchaus positiv konnotiert und gleichsam eine Hommage an die Fähigkeiten der Viren. Ein Computervirus ist dagegen eindeutig unerwünscht.

Was sind Viren?

Viren konnten schon an über 280 Millionen Jahre alten Fossilien nachgewiesen werden.

Stellen wir zunächst die Frage, was Viren überhaupt sind, eröffnet sich uns eine faszinierende Welt voller unglaublicher Formen und Impulse. Letztlich sind Viren der Übergang von der unbelebten zur belebten Natur und damit die Grundlage allen Lebens und unserer Ökosysteme. Viren existieren vermutlich schon seit Anbeginn des Lebens. So konnten bereits an über 280 Millionen Jahre alten Fossilien Viren nachgewiesen werden.

Die Angaben über die Anzahl der existierenden Viren schwanken je nach Quelle sehr stark. So sind laut Wikipedia derzeit über 3000 Viren bekannt. Eigentlich eine recht geringe Zahl angesichts der Tatsache, dass fast zwei Millionen Spezies von Viren als Wirtszellen genutzt werden. Der Teufel steckt hier im Detail, nämlich dem Wörtchen „bekannt": Es gibt eine riesige Anzahl von derzeit noch unbekannten Viren. So schätzen Wissenschaftler die vorhandene Anzahl auf etwa 300.000 Viren allein in Säugetieren, und das Museum für Naturkunde Berlin spricht auf seiner Webseite von über 100 Millionen Virustypen. Viren befallen alle Lebensformen, also Mensch, Tier und Pflanze gleichermaßen, nicht einmal Bakterien sind vor ihnen sicher. Es gibt Viren wie das Tabakmosaikvirus auf Pflanzen, und letztes Jahr musste ich mit ansehen, wie sich ein Teil meiner Bienen mit dem Chronischen Paralyse-Virus herumschlug, um zwei Beispiele zu nennen.

Es gibt einen regelrechten Stammbaum der Viren. Die Virologie teilt sie in verschiedene Familien ein, z. B. die Schnupfen auslösenden Rhinoviren, von denen etwa 200 verschiedene bekannt sind. Auch Herpes- oder Coronaviren sind solche Gruppen. Bei aller vorhandenen Vielfalt finden wir immer das gleiche Prinzip: Viren sind im Prinzip genetische Informationen, die sich vervielfältigen wollen. Sie benötigen dafür aber eine lebendige Zelle, weil sie selbst nicht dazu in der Lage sind. Dafür programmieren sie die Zelle so um, dass diese neue Viren bildet. Diese Fähigkeit wird im Prinzip auch in der Gentechnik genutzt, um neue gewünschte Gene ins Erbgut bestehender Organismen einzubauen.

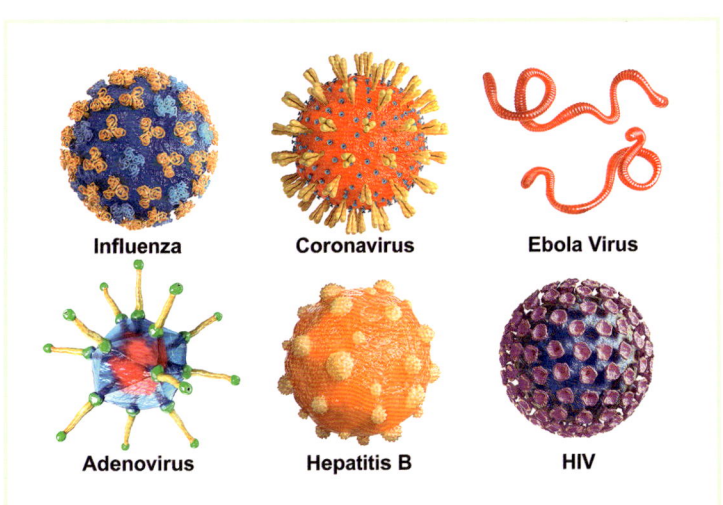

Viren – eine faszinierende Welt voller unglaublicher Formen und Impulse.

Grob vereinfacht finden wir eine Eiweißhülle und darin eine Nukleinsäure (DNA oder RNA), eben die Erbinformation. Die Wissenschaft unterscheidet dann RNA-Viren von DNA-Viren. Hinzu kommt eine Struktur, die in der Lage ist, die Virusgenetik in die Wirtszelle zu schleusen, ein Art Bohrer.

Man kann sich einen Virus als Raumsonde vorstellen, in der ein Alien schläft. Landet diese Sonde (das Virus) auf einem Planeten (der Zelle), werden zunächst die Beine ausgefahren (das Virus dockt an). Im nächsten Schritt wird der Bohrer ausgefahren und das Alien gelangt durch diesen in den Körper des Planeten hinein. In der Folge werden sämtliche vorhandenen Ressourcen manipuliert und zur Produktion vieler neuer Raumsonden inklusive Aliens genutzt. Wenn der Planet verbraucht ist, platzt er auf und Tausende von neuen Raumsonden fliegen ins Weltall, um sich neue Himmelskörper zu suchen. Ein besonders geeigneter Himmelskörper wird erhalten und dauerhaft als Virenfabrik genutzt. Viren verfügen also über spezifische genetische Informationen, können sich aber nicht selbst vermehren. Sie sind daher strenggenommen keine Lebewesen.

Aufbau des Influenzavirus, einem RNA-Virus.

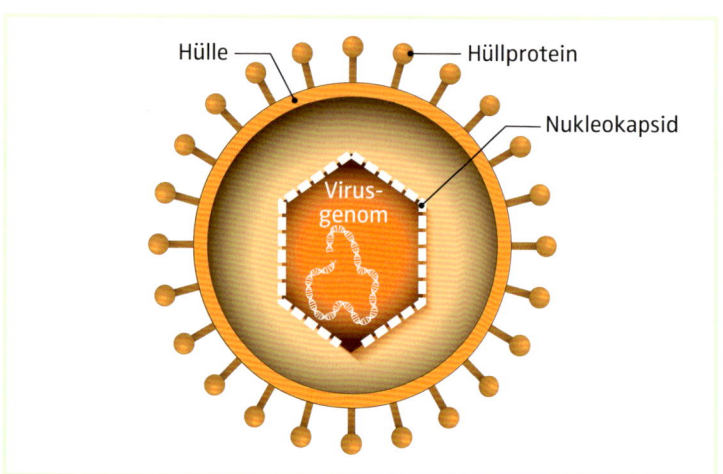

Hülle — Hüllprotein

Nukleokapsid

Virus-genom

Der Vermehrungszyklus der Viren

LEBENSPHASE	WAS PASSIERT GENAU?
Adsorption: Anheften	Die Virusinfektion beginnt damit, dass sich der jeweilige Virus an bestimmten Oberflächenstrukturen einer Zelle anheftet. Diese Strukturen sind mehr oder weniger spezifisch für bestimmte Zielzellen.
Penetration: Eindringen	Das Virus dringt in die Zelle ein, indem er durch die Membran hindurchwandert (je nach Virusart auf unterschiedliche Weise), z. B. durch Verschmelzen mit der Membran.
Uncoating: Freisetzen	Das Virus „legt nun seinen Mantel (coat) ab" und seine Erbinformation, die Nukleinsäure (je nach Virus DNA oder RNA), wird frei.
Replikation: Vermehrung	Die Zelle beginnt nun gezwungenermaßen, die Nukleinsäure des Virus zu vervielfältigen und dann auf dieser Grundlage die Viruseiweiße, also die Hülle des Virus, nachzubauen. Dafür werden die zelleigenen Strukturen und Ressourcen genutzt.
Assembly: Zusammenbau	Die Viruskomponenten werden zu einem neuen fertigen Virus zusammengesetzt.
Freisetzung	Die fertigen Viren werden aus der Zelle geschleust. Bei behüllten Viren geschieht dies durch Knospung und die Zelle bleibt erhalten. Unbehüllte Viren füllen die Zelle zunehmend aus und am Ende platzt diese auf (Wirtszelllyse).

Prinzipien der Virusabwehr

Aus dem Bild mit der Raumsonde ergeben sich bereits die wesentlichen Abwehrmechanismen oder Behandlungsprinzipien von Viruserkrankungen, deren Anwendung wir später besprechen werden:

Es gibt verschiedene Mechanismen, um Viren abzuwehren.

- das Virus selbst zerstören, was recht schwierig ist, da es sich um vergleichsweise kleine, gleichsam minimalistische und sehr stabile Strukturen handelt
- die „Landung", also das Anheften erschweren oder verhindern, indem die Oberfläche der Zelle mit „Schmierseife" behandelt wird oder gezielt die „Beine der Raumsonde" attackiert werden
- den „Bohrer" abstumpfen oder einhüllen

- die Oberfläche stabilisieren und härten, damit der „Bohrer" nicht oder nur schwer eindringen kann
- virusbefallene Zellen als Ganzes zerstören, also die „Virusfabrik" selbst möglichst schnell arbeitsunfähig machen

Allerdings sind Viren oft sehr stabil und daher schwer zu zerstören. Man könnte sie sich wie intelligente Kristalle vorstellen. Tatsächlich befinden sie sich evolutionär zwischen dem Mineralreich und den Lebewesen. Sie können in ihrer kristallinen Form teilweise sehr lange unter ungünstigsten Bedingungen überdauern und werden erst beim Kontakt mit einer potenziellen Wirtszelle „lebendig". Anders als Antibiotika gegen Bakterien funktionieren die Virostatika der Industrie daher gegen Viren oft nur mäßig bis gar nicht. Daher scheint bei vielen viralen Erkrankungen ein polypragmatisches Vorgehen sinnvoll, das heißt, möglichst viele erfolgversprechende Maßnahmen gleichzeitig auszuführen. Hier hat Naturheilkunde eine Menge zu bieten. Ein auf den „Erreger" verengtes Denken ist wenig zielführend.

Vom Nutzen der Viren

Es erscheint zunächst fragwürdig, ob überhaupt ein Nutzen besteht. Schaut man sich aber beispielsweise das menschliche Genom genauer an, so lässt sich feststellen, dass ein nicht unerheblicher Teil unserer Erbinformation viralen Ursprungs ist. Wir haben uns also im Laufe der Evolution mit etlichen Viren so arrangiert, dass wir die vorhandene genetische Information in unsere genetische „Bibliothek" eingebaut haben und diese immer weitergeben. Da die Evolution nichts Unnötiges tut und Fehlversuche meist mit Aussterben der jeweiligen Spezies ahndet, muss ein gewisser Nutzen bestehen, und sei es nur, dass der „Waffenstillstand" dazu geführt hat, den jeweiligen Virus und womöglich seine Verwandten für uns ungefährlich zu machen. Wahrscheinlicher ist aber, dass die genetische Information uns auch darüber hinaus genutzt hat.

Philosophisch betrachtet kann man Viren also als herumfliegende Ideen oder Gedanken sehen, gleichsam als „evolutionäre Impulse". Viele irrelevant, manche krank machend, einige tödlich, aber manche auch nützlich, heilsam und womöglich einen nötigen Entwicklungsschritt ermöglichend oder gar auslösend.

Erlaubt sich mein ungebrochener Optimismus den Schritt, diesen Gedanken auf die menschliche Gesellschaft zu übertragen, so mag die Corona-Pandemie auch zu einer neuen, solidarischeren Welt führen. Die Erinnerung daran, dass alles endlich ist, wirft doch verschiedene Fragen auf, beispielsweise „Wie wollen wir leben?" oder „Wie gehen wir mit den Ressourcen und dem Planeten um?" und natürlich „Was erhält uns gesund?" Dagegen ist ein einfaches „Weiter so" und der Versuch, die Wachstumsideologie mit all ihren zerstörerischen Folgen beizubehalten, gleichsam die Verweigerung eines evolutionären Fortschritts. Es ist ja nicht erst seit Greta Thunbergs Mahnungen offensichtlich, dass diese Haltung zu einer extremen Verschlechterung der Lebensbedingungen und vermutlich mittelfristig zum Aussterben der Spezies Homo sapiens führt, was der Welt allerdings ziemlich egal sein dürfte. Die geneigte Leserin und der geneigte Leser mögen mir diese Ausführungen nachsehen oder noch besser einen Baum pflanzen.

Allgemeine Behandlungsmaßnahmen

Es gibt bei viralen Erkrankungen eine Reihe von allgemeinen Maßnahmen, deren Durchführung sehr viel zur Genesung beitragen kann, wenn man sie konsequent anwendet. Nichts davon zerstört Viren oder virusbefallene Zellen unmittelbar, dafür sind die Zellen unseres Immunsystems zuständig.

> Einfache, allgemeine Maßnahmen gegen Viren können sehr wirksam sein.

Die hier beschriebene Allgemeinbehandlung ist mehr als Unterstützung der Spezialisten gedacht. Bei einem Bombenfund sind ja auch sehr viele Menschen mit der Information der Bevölkerung, Evakuierungen und Absperrmaßnahmen beschäftigt, um dem eigentlichen Entschärfungstrupp den Rücken frei zu halten.

Vieles, was ich nun erläutere, mag banal und altbekannt erscheinen und wir hätten wohl oft lieber das eine Wundermittel, das alles in Ordnung bringt. Der Verkauf solcher Allheilmittel ist seit dem Mittelalter eine Geschäftsidee, mit der sich viel Geld verdienen lässt. Der Nutzen ist aber oft fraglich, und wenn wir unsere Bequemlichkeit überwinden und Altbewährtes umsetzen würden, wäre unserer Gesundheit und unserem Geldbeutel sicher mehr gedient. Die im Folgenden vorgeschlagenen Maßnahmen helfen wirklich. Sie können und sollten daher ähnlich wie das Zähneputzen Eingang in die persönliche Gesundheitsförderung finden.

Schlaf

In der Antike war der Tempelschlaf die erste Heilanwendung überhaupt. Die Idee des Sich-gesund-Schlafens ist so einfach wie bestechend. Im Schlaf stehen unserem Körper große Energiemengen für die Regeneration und Heilung zur Verfügung, die sonst von unserem Wachbewusstsein konsumiert werden. Wir reparieren uns im Schlaf, Kinder wachsen im Schlaf. Im Märchen vom starken Wanja liegt dieser sieben Jahre auf dem Ofen und schläft sich stark, bis zu dem Tag, an dem er zu seinen Abenteuern aufbricht, an deren Ende er Zar von Russland wird.

Tipp
Sorgen Sie für ausreichenden und erholsamen Schlaf. Wechseln Sie im Krankheitsfall täglich die Bettwäsche, bei starkem Schwitzen auch öfter. Gestalten Sie Ihren Schlafraum als „Tempel", sorgen Sie für eine angenehme Stimmung und Ruhe, für Blumen, einen guten Geruch und ausreichend frische Luft und scheuen Sie sich nicht, Ihren Teddy

aus Kindertagen mit ins Bett zu nehmen. Mit anderen Worten, schaffen Sie eine Wohlfühlatmosphäre, in der Sie das Kranksein genießen und in Ruhe gesund werden können.

Das vielleicht Wichtigste gerade für uns vielbeschäftigte Erwachsene: Sie müssen und sollten dies nicht alles selber tun. Versuchen Sie, so viel wie möglich zu delegieren. Bitten Sie um Unterstützung durch Partner, Verwandte und Freunde, lassen Sie sich versorgen mit Suppe und Tee und sich am besten etwas vorlesen. Natürlich sind wir nicht alle in solch glücklicher Lage, aber es geht oft mehr, als man denkt, und auch ein Hörbuch wirkt bereits Wunder.

Wasser

Wasser ist die Basis für alles Leben auf dieser Erde. Wir bestehen zu etwa 70 Prozent daraus, und sein Fließen und seine Klarheit gilt es zu erhalten. Wir können Wasser unmittelbar als Heilmittel anwenden: äußerlich als Wickel und innerlich zum Trinken oder mittelbar zur Teezubereitung.

Trinken ist eminent wichtig. Es ist völlig normal, dass man während eines Infekts für eine Weile wenig Appetit hat. Der Körper muss den Infekt ja im Wortsinn „verdauen" (diesen Zusammenhang erläutere ich im Kapitel „Darmflora und Immunsystem" auf Seite 31). Verhungern wird man dabei nicht so schnell, aber ein „Austrocknen" braucht mitunter vor allem bei Kindern und älteren Menschen nur kurze Zeit. Nebenbei bemerkt habe ich schon öfter erlebt, wie vermeintlich verwirrte ältere Menschen allein durch ausreichendes Trinken wieder zu neuer Lebensfrische gelangten.

Gerade im Infekt kann Flüssigkeit über Schwitzen und eventuell breiigen oder flüssigen Stuhlgang verloren gehen. Sie wird aber dringend gebraucht, um Abbauprodukte ausscheiden zu können. Die Belastung des Körpers ist hoch, da besonders viele Zellen zerstört werden. Es entstehen Säuren und Eiweißabbau-

Vor allem bei Infekten verlieren wir viel Flüssigkeit – Trinken ist dann besonders wichtig.

produkte, bei Bakterienbeteiligung auch Stoffwechselprodukte, die den Körper von seiner eigentlichen Aufgabe abhalten. Es ist ein bisschen so, als würden Sie sich an den Schreibtisch setzen, um etwas Wichtiges zu schreiben, und finden diesen voller Zettel und anderer Dinge. Ausreichendes Trinken räumt mit diesen Ablenkungen auf.

Tipp

Trinken Sie während eines Infekts ausreichend. Empfehlenswert sind etwa zwei Liter, bei starkem Schwitzen entsprechend mehr. Allerdings müssen Sie es auch nicht übertreiben, drei oder gar vier Liter bringen keinen Mehrwert. Genießen Sie basische Flüssigkeiten, also ein gutes Mineralwasser oder Kräutertee. Im Kapitel über Heilpflanzen auf Seite 155 finden Sie eine Reihe von Vorschlägen zur Auswahl.

Sicher haben Sie auch schon von Kneippschen Anwendungen gehört. Mit Wasseranwendungen zur Vorbeugung und Heilung verschiedener Krankheiten wird vor allem der Pfarrer Sebastian Kneipp (1821–1897) verbunden, der in Bad Wörishofen eine große Kurklinik leitete und vielen Menschen, vor allem zivilisationsgeschädigten Städtern, helfen konnte. Sein Buch „Meine Wasser-Kur" ist auch heute noch eine interessante Lektüre und Quelle von Inspiration. Der Legende nach war der junge Kneipp an Tuberkulose erkrankt und kurierte sich selbst durch tägliches Tauchen im nahegelegenen Fluss – den ganzen Winter über. Es gibt heute noch zahlreiche Kneippvereine, bei denen Sie Informationen über verschiedene Anwendungen erhalten. Auch die von Kneipp begründete Kureinrichtung in Bad Wörishofen existiert noch.

Kalte Wasserreize trainieren das Immunsystem.

Der kalte Wasserreiz aktiviert über die Rezeptoren der Haut die inneren Organe, das Nervensystem und eben auch das Immunsystem, indem die Gefahr des „Erkältens" eine Stimulation des

Immunsystems als Reaktion auslöst. Nun geht es nicht um „Abhärten" (das ist eine Idee aus der Nazizeit), sondern um ein Training des Immunsystems durch Pendeln zwischen „Eisbär" und „Warmduscher". Wechselwarmes Duschen am Morgen erfüllt auf simple Weise genau diesen Zweck und spart außerdem Kaffee.

Tipp
Eine vorbeugende Anwendung, die ich täglich durchführe, möchte ich Ihnen ans Herz legen: Duschen Sie erst warm (dabei geht die Seife auch besser ab) und dann erst die Beine und Arme und schließlich den ganzen Körper kalt. Sie beginnen herzfern beim rechten Bein, dann linkes Bein, rechter Arm und schließlich linker Arm. Führen Sie den Wasserstrahl jeweils auf der Außenseite nach oben und auf der Innenseite wieder hinunter. Wiederholen Sie dies jeweils dreimal. Zum Abschluss duschen Sie den ganzen Körper einmal vom Kopf abwärts. Wichtig ist es, danach das Wasser nur sanft abzutupfen und sich zu bewegen. Starkes Rubbeln verringert den Effekt.

Informationen über die Anwendung von Wickeln finden Sie im Abschnitt über Fieber auf Seite 33.

Frische Luft

Die Legende erzählt, dass Samuel Hahnemann, der Begründer der Homöopathie, wenn er zu einer Kranken gerufen wurde, als Erstes einmal die Fenster öffnete, um Licht und Luft hereinzulassen. Er kam dann erst am nächsten Tag wieder, um die Patientin zu untersuchen. In der modernen Zeit haben wir um die Bedeutung der Aerosole viel gelernt, und Stoßlüften hat in der Corona-Pandemie eine medizinische Begründung erfahren. Meine alte Englischlehrerin hätte es vermutlich gefreut, denn ihr zwanghaft anmutendes Lüften auch im Winter war in der Klasse nicht wirklich beliebt.

Tipp

Lüften Sie mehrmals täglich kurz, indem Sie alle Fenster öffnen. Dabei alle Betroffenen warm einpacken. Entscheidend ist der vollständige Luftaustausch, vor allem vor dem Schlafengehen. Die frische Luft erwärmt sich schnell wieder. Durch dauerhaft gekippte Fenster erreichen Sie wenig, es kommt vor allem zu Wärmeverlust. Diese „Frischluftkur zu Hause" ist wichtig.

Bei Viruserkrankungen sind längere Aktivitäten draußen mitunter kontraproduktiv (siehe auch „Rekonvaleszenz", Seite 142). Natürlich ist ein gemütliches Spazierengehen bei entsprechender Verfassung in Ordnung, aber bitte nicht übertreiben. Man sollte gerade im Winter bedenken, dass die unwirtlichen Umstände auch anstrengend für den Körper sind. Vor allem kranke Kinder dürfen ruhig mal am heimischen Ofen bleiben und müssen nicht um jeden Preis nach draußen.

Bewegung

Nach einer überstandenen Viruserkrankung gilt: Gehen Sie es langsam an.

Mit Bewegung ist es gerade bei viralen Infekten so eine Sache. Ist das Schlimmste erst einmal überstanden, ist es gut und hilfreich, sich zu bewegen, am besten draußen im Wald. Andererseits führt körperliche Anstrengung zu einer Stoffwechselanregung und unterstützt damit mittelbar auch die Neubildung von Viren, die ja in unseren Zellen stattfindet. So gilt wie so oft: „Die Dosis macht das Gift." Moderate Bewegung wie Spaziergänge sind hilfreich, wenn sie an den eigenen Energiehaushalt angepasst sind. Auch sanftes Yoga, Tai Chi oder einfach ein Tänzchen tragen zum Wohlbefinden bei. Mit Sport oder anstrengenden Tätigkeiten sollten Sie allerdings unbedingt warten, bis der Infekt vollständig abgeklungen ist. Allzu oft hat ein zu schneller Start aus Pflichtbewusstsein zu einem Wiederaufflammen des Infekts geführt. Machen Sie also langsam und gehen nicht gleich an Ihre Grenzen.

Ernährung

Die Frage nach einer gesundheitsfördernden Ernährung ist ein heikles Thema. Hier treffen unterschiedlichste Erfahrungen mit einer Menge Ideologien zusammen. Hinzu kommen auf der individuellen Ebene noch starke Prägungen aus unserer Kindheit, die eine Umstellung massiv erschweren. Oft sind es gerade Nahrungsmittel, die uns eigentlich nicht guttun, nach denen es uns verlangt.

Hier ein paar Gedanken und Richtlinien zur Orientierung:

- *Die* gesunde Ernährung gibt es nicht.
- Es gibt eine Ernährungsweise, die individuell zu Ihnen passt und die Sie für sich herausfinden können.
- Orientieren Sie sich an Ihrem Wohlbefinden und Energielevel nach dem Essen.
- „Fasten" Sie gezielt, indem Sie einzelne Nahrungsmittel für eine begrenzte Zeit weglassen und dann wieder einführen, um den Effekt bewusst zu erleben.
- Versuchen Sie Nahrungsmittel mit „Suchtcharakter" zu identifizieren und langsam „auszuschleichen". Dieser Prozess darf ruhig etwas dauern.
- Ein süchtig machender Klassiker ist Zucker.
- Generell sollte Ernährung vielfältig und möglichst naturbelassen sein, idealerweise aus dem eigenen Garten oder vom Biobauernhof des Vertrauens.
- Verwenden Sie viele Kräuter und natürliche Gewürze.
- Es muss nicht jeden Tag Fleisch sein.
- Vermeiden Sie industriell verarbeitete Lebensmittel, vor allem Zusatzstoffe, Farbstoffe, Geschmacksverstärker, Konservierungsmittel usw. Die Liste der „E's" ist lang.
- Faustregel: Was ein Grundschüler nicht aussprechen kann, hat in Nahrungsmitteln nichts zu suchen.
- Essen ist auch ein soziales Geschehen, gemeinsame Mahlzeiten sind besser verdaulich.

- Last but not least: Ernährung sollte Spaß machen und mit Genuss verbunden sein. Begeben Sie sich einfach immer wieder auf eine kulinarische Abenteuerreise ins Land der gesunden Ernährung.

Während eines viralen Infekts ist meist der Appetit eingeschränkt. Dies ist ein normaler Vorgang, da der Körper den Infekt „verdauen" muss und den Darm selbst entlastet. So ist auch Fasten als Kur durchaus hilfreich. Gute Studien gibt es mittlerweile auch über die Wirkung von Intervallfasten.

Wie unser Immunsystem funktioniert

Unser Immunsystem organisiert sich selbst durch eine Art Schwarmintelligenz.

Wie funktioniert eigentlich unsere körpereigene Abwehr? Unser Immunsystem ist gleichsam ein selbstständiger Organismus in uns, vorstellbar als ein intelligenter Schwarm aus unterschiedlichen Zellen mit verschiedenen Aufgaben. Dieser regelt die hochdifferenzierte Kommunikation mit einer potenziell gefährlichen Umwelt, lernt ständig und betreibt eine Datenbank mit vielen Antworten und Rezepten.

Wir können die natürliche Resistenz sowie einen unspezifischen und einen spezifischen Aspekt des Immunsystems unterscheiden, auch wenn die Übergänge fließend sind.

Die natürliche Resistenz

Zur natürlichen Resistenz gehören die Bedingungen an allen Grenzflächen des Körpers, also der Haut als äußerer Begrenzung und der Schleimhäute als Grenzen zum gleichsam „verschluckten oder eingeatmeten Außen". Es ist wichtig, sich klarzumachen, dass z. B. die Nahrung dann ja noch nicht in den Körper aufgenommen wurde: Der Inhalt des Verdauungskanals ist für den Organismus immer noch „außen". Erst durch Verdauungsprozesse, also die direkte, aktive Einflussnahme des Körpers auf diese innere Umwelt, können wir uns diese zu eigen machen.

Nur wenn Nahrungsstoffe zerlegt worden sind und ihre eigene individuelle Struktur verloren haben, können wir sie aufnehmen, ohne uns Schaden zuzufügen. Dies gilt in ganz besonderem Maße für Eiweiße, die ja die direkte Übersetzung der Erbinformation eines fremden Lebewesens darstellen. Bei Kohlehydraten und Fetten sind die individuellen Unterschiede viel weniger ausgeprägt. Eine allergische Reaktion findet aus diesem Grund immer auf Eiweiße statt.

Die Situation auf den Bronchialschleimhäuten stellt sich ähnlich dar. Auch hier kann das „Außen" nur selektiv einverleibt werden. Beim Sauerstoff fällt dies nicht schwer, anders sieht es bei miteingeatmeten Pollen oder gar Viren und Bakterien aus. Auch diese Fremdeiweiße muss der Körper „verdauen", in diesem Fall, um sie draußen zu halten. Die Bemühungen des Körpers, dies zu tun, finden idealerweise unterhalb unserer bewussten Wahrnehmungsschwelle statt, bei Überforderung kommt es dann entweder zu allergischen Symptomen (Pollen) oder Entzündungsreaktionen und Erkrankungen (Viren, Bakterien).

Embryologisch ist die Bronchialschleimhaut eine Abfaltung des Urdarms, sie ist also tatsächlich und nicht nur metaphorisch eine Verdauungsschleimhaut. Auch die Auskleidung der Kopfhöhlen und des Mittelohrs sind solche Abfaltungen, ebenso die inneren Oberflächen von Leber und Pankreas. Aus diesen embryologischen Zusammenhängen erklärt sich auch der große Einfluss des Darms auf unsere Gesundheit.

Zu unseren natürlichen Schutzfaktoren auf den Oberflächen gehören vor allem Säuren und Enzyme, die Mikroorganismen und Viren das Leben schwer bis unmöglich machen. Hier wäre vor allem der Säureschutzmantel der Haut zu nennen, der durch die Schweißdrüsen immer wieder erneuert wird. Der Schweiß enthält außerdem Enzyme wie das antibakterielle Lysozym. Ähnliches gilt für die Schleimhäute. Hier bilden Becherzellen und tiefer gelegene Drüsen verschiedene Schleimfraktionen, auf denen Viren hängen bleiben und die ebenfalls Enzyme enthalten, im Falle der Atemwegsschleimhaut sogar Antikörper.

Im Verdauungskanal ist zunächst die Salzsäure im Magen ein mächtiger Schutz, der die Nahrung desinfiziert. Außerdem bilden die großen Verdauungsdrüsen eine Vielzahl von Enzymen. Hinzu kommt die Tätigkeit der symbiontischen „guten" Bakterien, die ebenfalls Säuren bilden und so z. B. das schützende saure Vaginalmilieu aufbauen. Außerdem konkurrieren sie mit potenziell krankmachenden Bakterien um Nahrung und verhindern so deren Vermehrung.

Tipp

Eine Anregung der Verdauungsdrüsen und des Magens über Bitterstoffe ist daher ein wichtiger Faktor zur Gesunderhaltung. Auch die Ökologie der Darmbakterien wird so gestärkt und beispielsweise das Wachstum von Hefepilzen minimiert. Bauen Sie einfach Oliven, Bittersalate wie Chicorée, Gewürzkräuter und auch Wildkräuter in Ihren Speiseplan ein. Ihr Immunsystem wird es Ihnen danken.

Das unspezifische Immunsystem

Die Fresszellen des unspezifischen Immunsystems nehmen Fremdkörper auf und arbeiten dem spezifischen Immunsystem zu.

Nun sind die Krankheitserreger mitunter trotzdem in der Lage, die Schleimhaut- bzw. Hautbarriere zu überwinden und in den Körper einzudringen. Sie treffen dann auf eine Vielzahl von immunkompetenten Zellen, unser eigentliches Immunsystem. Das Zusammenspiel dieser Zellen ist höchst komplex. Die immunologische Forschung überrascht immer wieder mit neuen Erkenntnissen. Hier in Kürze die wichtigsten Mitspieler:

• Neutrophile *Granulozyten* sind weiße Blutzellen. Es sind kleine Fresszellen, die unspezifisch alle Fremdkörper, Viren, Bakterien usw. aufessen (die Wissenschaft spricht von Phagozytose).

- *Monozyten* bzw. *Makrophagen* sind große Fresszellen, die im Blut und in allen wichtigen Geweben und Organen vorkommen. Sie können ebenfalls effektiv phagozytieren, die Voraussetzung für ihre wichtigste Funktion: Sie haben die Fähigkeit, interessante und charakteristische Bestandteile von Erregern auf ihrer Oberfläche zu präsentieren. Diese Antigene genannten Strukturen sind dann das Ziel der spezifischen Abwehr und übrigens auch die Zielobjekte von Impfstoffen.
- Verschiedene spezifische *Eiweiße*, zum einen die Antikörper, zum anderen das Komplementsystem, markieren Erreger und erleichtern den Fresszellen so die Arbeit.

Das spezifische Immunsystem

Die Zellen des spezifischen Immunsystems sind die Lymphozyten, die eng mit den antigenpräsentierenden Makrophagen zusammenarbeiten. Wir finden sie in allen sogenannten lymphatischen Geweben. Dort können sie sich vermehren, um dann über das Blut und die Lymphflüssigkeit an den Ort des Geschehens zu gelangen. Sicher kennen Sie geschwollene Lymphknoten bei Erkrankungen: Ein sicheres Zeichen für diesen Prozess. Die Lymphknoten sind über den ganzen Körper und die Organe verteilt und bilden ein Netz von Filterstationen für die Lymphe. Diese wird so permanent auf Krankheitserreger im Rachenraum untersucht. Wichtige Konzentrationen von lymphatischem Bildungsgewebe finden sich sinnvollerweise auch im möglichen Eingangsbereich für Keime: etwa in den Mandeln und den sogenannten Peyerschen Plaques in der Dünndarmwand, außerdem in Milz, Knochenmark und Thymusdrüse.

Das spezifische Immunsystem ist lernfähig und ermöglicht so eine schnelle Reaktion auf bekannte Erreger. So entsteht dann Immunität.

Wir unterscheiden B-Lymphozyten und T-Lymphozyten, von denen es jeweils eine Reihe von Unterarten mit jeweils spezifischen Funktionen gibt. Die Lymphozyten sind gleichsam die Augen und Ohren des Immunsystems, sie können Antigene, also spezifische Strukturen erkennen. Wirklich spannend ist die

Fähigkeit dieser Zellen zur Gedächtnisbildung. Nach der erstmaligen Konfrontation mit einem Erreger werden spezifische Informationen über charakteristische Strukturen desselben (eben die Antigene) memoriert, und die Abwehrreaktion erfolgt dann bei erneutem Kontakt ungleich schneller. So entsteht gegen viele Krankheiten oder durch Impfungen eine mitunter lebenslange Immunität. Taucht der Erreger wieder auf, reagiert das Immunsystem so schnell, dass wir kaum Krankheitssymptome mehr entwickeln.

Die **B-Lymphozyten** bilden die humorale Abwehr. Ihre Hauptaufgabe besteht in der Bildung von Antikörpern. Diese Immunglobuline genannten Eiweiße passen wie ein Schlüssel in spezifische Oberflächenstrukturen von Erregern und machen diese dadurch unschädlich bzw. für die Fresszellen angreifbar. Interessanterweise ist ein B-Lymphozyt nur in der Lage, jeweils einen spezifischen Antikörper zu bilden, es gibt also Millionen verschiedene B-Lymphozyten analog zur Anzahl möglicher Antigene.

Schematische Darstellung des spezifischen und unspezifischen Immunsystems.

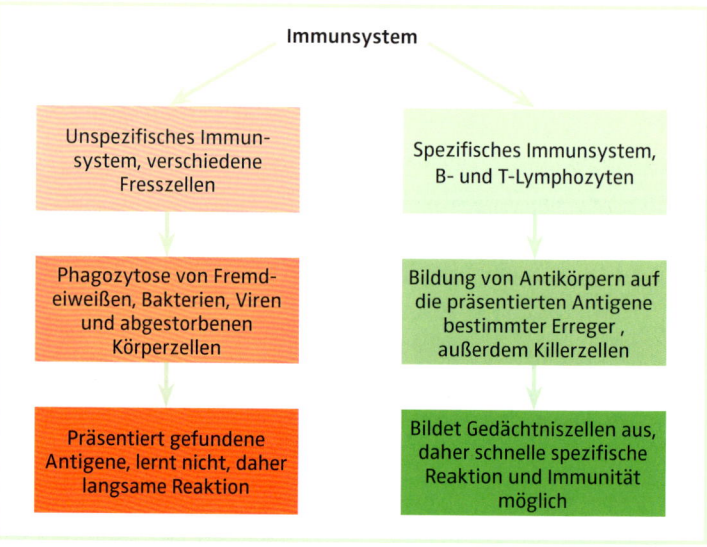

Die verschiedenen **T-Lymphozyten** haben zum einen regulatorische Aufgaben. Sie stimulieren die B-Lymphozyten bei der Antikörperbildung (T-Helferzellen) oder bremsen diese (T-Suppressorzellen). Andere produzieren im wesentlichen Botenstoffe, die wieder andere Zellen beeinflussen, z. B. Fresszellen anlocken. Es gibt aber außerdem die sogenannten zytotoxischen T-Zellen, die virusbefallene Körperzellen direkt zerstören können. Hinzu kommen weitere Arten von Killerzellen. Zusammengefasst basiert unsere körpereigene Abwehr auf dem hochkomplexen Zusammenspiel einer ganzen Reihe von Zellen, die wahrnehmen, kommunizieren und sich erinnern können. Dies funktioniert in der Regel ganz hervorragend, geht aber mal etwas schief, kann es zu übertriebenen, also allergischen Reaktionen kommen. Noch schlimmer sind Autoimmunprozesse, bei denen das Immunsystem körpereigene Strukturen attackiert, z. B. die Schilddrüse oder, wie bei der rheumatoiden Arthritis, die Gelenke.

Dennoch sollten wir uns innerlich vor unserem Immunsystem verbeugen und können unseren Selbstheilungskräften in hohem Maße vertrauen. Dazu mag der folgende, aphoristisch gehaltene Abschnitt dienen.

Unsere innere Ärztin

Eine fundierte Naturheilkunde beachtet die wissenschaftlichen Erkenntnisse der Gegenwart, begreift Medizin aber zuallererst als Erfahrungsheilkunde. Sie versteht den Menschen immer als Teil eines größeren Zusammenhangs. Wir sind Natur, und alles, was wir aus Ignoranz entgegen dieser Tatsache tun, fällt auf uns selbst zurück und macht uns letztlich krank.

Wir können unser Immunsystem wie eine Person, sozusagen als unsere innere Ärztin anschauen, dürfen uns aber keine Frau im weißen Kittel vorstellen. Sie ist vielmehr wie ein Bienenstock organisiert, zusammengehalten und gesteuert durch ihre Schwarmintelligenz. Durch dieses Prinzip trifft sie fast immer die bestmögliche Entscheidung zum Wohle der Gesundheit des Gesamtorganismus. Es handelt sich um ein sich selbst steuerndes biologisches System, das strukturell aus einer Vielzahl an frei beweglichen Komponenten besteht. In der Regel handeln alle Zellen und Gewebe dieses Systems autonom, aber im Sinne der gemeinsamen Idee für das Ganze. So kann diese „Ärztin" überall gleichzeitig sein und unsere körperliche, seelische und geistige Integrität bewahren, ohne diese Aspekte jemals als getrennt wahrgenommen zu haben. Sie „handelt" vielmehr aus genau dieser Einheit unserer Individualität (was wörtlich Unteilbarkeit bedeutet) heraus.

Sie ist für den Kontakt zur Außenwelt zuständig und sorgt dafür, dass unsere Innenwelt in einer selektiven Abgrenzung existieren kann. Austausch und Kommunikation mit dem Außen werden im Sinne unseres Wohlbefindens geregelt. Wir brauchen Substanzen und Impulse von außen und geben wiederum solche in die Umwelt. Ein komplexes und fragiles System von Wechselwirkungen, in dem unser Immunsystem ständig für das Gleichgewicht Sorge trägt. Es verfügt über Millionen von Jahren an Erfahrung, wie das geht, ja, wenn wir die Entwicklung des Tierreiches zugrunde legen, sind es Hunderte von Millionen Jahren. Dabei hat sie im Laufe der Evolution aus Fehlern gelernt (vieles auch von Viren) und Strategien und Strukturen entwickelt, die uns gesund erhalten. Gesundheit ist kein statischer Zustand, sondern ein dynamisches Gleichgewicht. Es muss immer aufs Neue durch regulierende Maßnahmen hergestellt werden, die sich dann häufig als Krankheitssymptome zeigen.

Ich kann mir gut vorstellen, wie sich unsere „innere Ärztin" des Öfteren die Haare rauft angesichts unseres Umgangs mit unserem Körper und unserer Umwelt. Sie verzeiht uns zwar wirklich viel, doch sollten wir ihr wieder zuhören lernen und individuell und als Gesellschaft der Frage „Was erhält uns gesund?" die ihr zustehende Bedeutung einräumen.

Naturheilkunde ist in diesem Bild der Versuch, unserem Immunsystem die bestmöglichen Bedingungen zu schaffen. Letztlich geht es um ein Vertrauen in diese „innere Ärztin" und damit unser eigenes Potenzial der Selbstheilung.

Vertrauen in die Selbstheilungskräfte schafft gute Bedingungen für unser Immunsystem.

Darmflora und Immunsystem

Die Zusammenhänge zwischen Verdauung und Wohlbefinden waren im Grunde genommen schon immer naturheilkundliches Allgemeinwissen. Über die Ökologie des Darms und seiner Bewohner ist in den letzten zehn Jahren auch in der Schulmedizin sehr viel veröffentlicht und geforscht worden. Vielleicht kennen Sie Giulia Enders' Buch „Darm mit Charme", das das Bewusstsein über dieses Thema in die breite Öffentlichkeit getragen hat.

Hunderte von noch besseren und gesünderen Bakterienpräparaten für die Darmflora überschwemmen mittlerweile den Markt, denn es winkt Profit. Die Wirksamkeit der meisten Präparate ist jedoch fragwürdig, denn sinnvoll wäre doch zunächst die Forderung, erst einmal den Boden vorzubereiten, bevor ich versuche, etwas auszusäen, um ein gärtnerisches Bild zu bemühen. Noch davor steht allerdings, den Darm nicht mit all den „Segnungen" der Lebensmittelindustrie zu traktieren, die das gesamte Ökosystem schwer belasten. Natürliche Ernährung statt Zucker, Farbstoffen, Geschmacksverstärkern und Pestizidrückständen, um nur einige zu nennen, würde vieles vermeiden, was sich später nur schwer „reparieren" lässt.

Nun aber zur Funktion der Darmbakterien in der Abwehr von viralen Infekten, insbesondere des Darms:

• Die Bakterien können Viren an ihrer Oberfläche binden, dadurch können diese nicht mehr an die Körperzellen binden.

• Bakterien besetzen die Oberfläche der Darmzellen und erschweren es den Viren anzudocken, es ist dann eben kein Platz.

- Sie produzieren außerdem antivirale Substanzen, schließlich mussten sich auch Bakterien schon immer gegen Virusinfektionen wehren.
- Zudem wird das darmwandständige Immunsystem durch Bakterien stimuliert und trainiert.
- Schließlich ist auch der Schleim selber ein Fortbewegungshindernis für Viren und enthält ebenfalls virostatische Stoffe.

Wir sehen also, dass eine intakte und möglichst vielfältige Darmflora ein wichtiger Faktor für ein leistungsfähiges Immunsystem ist. Fördernd ist hier das konsequente Vermeiden von Antibiotika in der Therapie bzw. in unvermeidlichen Fällen ein gründlicher Wiederaufbau der Darmflora. Hier bietet eine medizinische Hefe wie in Perenterol® bereits unter Antibiotika einen gewissen Schutz der Darmflora. In der Folge können dann Bakterienlysate wie Colibiogen® oder Prosymbioflor® eingesetzt werden, um erst einmal zu „düngen". Im Anschluss gibt man Milchsäurebakterien und anschließend eventuell noch Colibakterien und Enterokokken. Ein genaueres Eingehen auf die Thematik würde den Rahmen dieses Buches allerdings sprengen.

Tipp

Antibiotika werden in der konventionellen Tiermast immer noch eingesetzt und gelangen so in unsere Nahrung. Ein weiterer Grund, Fleisch nicht oder nur aus konsequent ökologischer Tierhaltung zu essen. Der gerechtfertigte hohe Preis schränkt dann den Konsum automatisch ein.

Eine abwechslungsreiche natürliche Ernährung mit vielen fermentierten Nahrungsmitteln, milchsauer vergorenem Gemüse, Kombucha, Sauerkrautsaft, Brottrunk, Jogurt, Kefir und so weiter stellt eine gute Versorgung mit verschiedenen Bakterien sicher. Schwefel-, also senfölreiche Pflanzen wie die verschiedenen Lauche, Kressen, Meerrettich oder eben Senf verbessern das Terrain für eine diverse Darmflora und drängen potenziell krankheitserregende Keime und Hefepilze zurück. Wer dies beachtet und beim Zucker und anderen Industrieprodukten sparsam ist, wird in den meisten Fällen auf teure Bakterienpräparate verzichten können.

Was tun bei Fieber?

Wohl allen Eltern bekannt ist die Frage: „Ist das Kind warm genug angezogen?" Wie oft habe ich diese Frage mit meiner Frau diskutiert und die Einschätzung (zu kalt, warm, warm genug, zu warm …) sorgte immer für reichlich Gesprächsstoff und manchmal sogar Streit. Darin zeigt sich, wie schwierig ein guter Wärmehaushalt zu erreichen ist. Tatsächlich ist die Regulation der Eigenwärme mit das Erste, was Kinder lernen und lernen müssen. Wärmeregulation ist eine Eigenaktivität des Organismus, die früh erlernt wird. Das „Spielen mit der Heizung" ist ein wichtiger Teil dieses Lernprozesses. Der Mensch hat von allen Säugetieren die effektivste Wärmeregulationsfähigkeit, und diese hat ihr Temperaturoptimum knapp unter 37 °C.

Wärme erhält uns am Leben, und dass wir nicht wie Eidechsen von der äußeren Sonnenwärme abhängig sind, sondern diese selbst produzieren und erhalten können, ist ein wichtiger Aspekt unserer menschlichen Freiheit. Fieber hat nun eine ganz besondere Funktion. Die innere Heizung hochzudrehen ist bildhaft gesprochen der Versuch des Körpers, etwas zu erwärmen und zu trocknen, z. B. wenn die Bronchien und Lungen bei einer Erkältung überwässern bzw. verschleimen. Wir können dies als eine durch „romantische Viren" ausgelöste, fragwürdige Erinnerung an alte Zeiten begreifen, in denen wir noch im Fruchtwasser schwammen und diese Räume flüssigkeitsgefüllt waren. Die Eigenaktivität des Körpers produziert nun Hitze, um den trockenen, luftgefüllten, vom Meerwasser emanzipierten Zustand wiederherzustellen.

Fieber macht es zum einen Viren und Bakterien schwerer zu überleben, unphysiologische Eiweiße (aus denen Krankheitserreger hauptsächlich bestehen) werden nämlich als Erste denaturiert, also zerstört. Das ist wie beim Kochen von Eiern: Der flüssige, quasi lebendige Zustand erstarrt in einem festen. Die körpereigenen Strukturen kommen mit der Hitze besser klar, und besonders empfindliche schützt der Körper durch die Umhüllung mit sogenannten Hitzeschockproteinen. Ein weiterer wesentlicher Vorteil des Fiebers liegt in der Stimulation des Immunsystems. Dieses arbeitet bei 39 °C wesentlich schneller und effektiver, es werden mehr Abwehrzellen gebildet und durch die Wärme schneller an den Ort des Geschehens verteilt.

Fieber ist also grundsätzlich selbstregulierend. Eine medikamentöse Fiebersenkung greift in die Wärmeregulation ein und blockiert mittelbar unsere Abwehr. Nun sind dies theoretische Überlegungen, wenn man aber am Bett eines fiebernden Kindes steht oder selbst mit Fieber im Bett liegt, wünscht man sich doch, etwas tun zu können, oder bekommt sogar Angst. Folgende Möglichkeiten sind sinnvoll:

> Eine erhöhte Körpertemperatur hilft unserem Abwehrsystem, Krankheitserreger zu bekämpfen.

- Ausreichende Flüssigkeitszufuhr elektrolyt-, also mineralreicher Getränke. Kräutertees sind optimal, denn beim Schwitzen gehen Wasser und Mineralien verloren, auch eine Hühnerbrühe ist segensreich.
- Bei Kindern Flüssigkeitszufuhr zur Not über Einläufe.
- Bettruhe und häufiges Wechseln der Bettwäsche.
- Schweißtreibende Tees wie Lindenblüten oder Holunderblüten öffnen die Peripherie und sorgen für eine sanfte Abkühlung.
- Heitere Gelassenheit beruhigt das vegetative Nervensystem.
- Fasten ist für kurze Zeit hilfreich. Der Körper kann sich ganz auf die „Verdauung" des Infekts konzentrieren, es ist also völlig in Ordnung, keinen Appetit zu haben.
- Ein schwacher Kreislauf kann durch Weißdorn gestärkt werden.

- Mädesüßblüten unterstützen als Tee den Körper, das Fiebergeschehen sanft zu gestalten, sie wirken ebenfalls schweißfördernd und durch den Salizylsäuregehalt sanft schmerzwidrig und blutverdünnend, beugen also Blutgerinnseln vor.
- Bitterstoffpflanzen stärken grundsätzlich die Abwehr. Viele traditionelle Fieberpflanzen sind starke Bitterstoffdrogen.

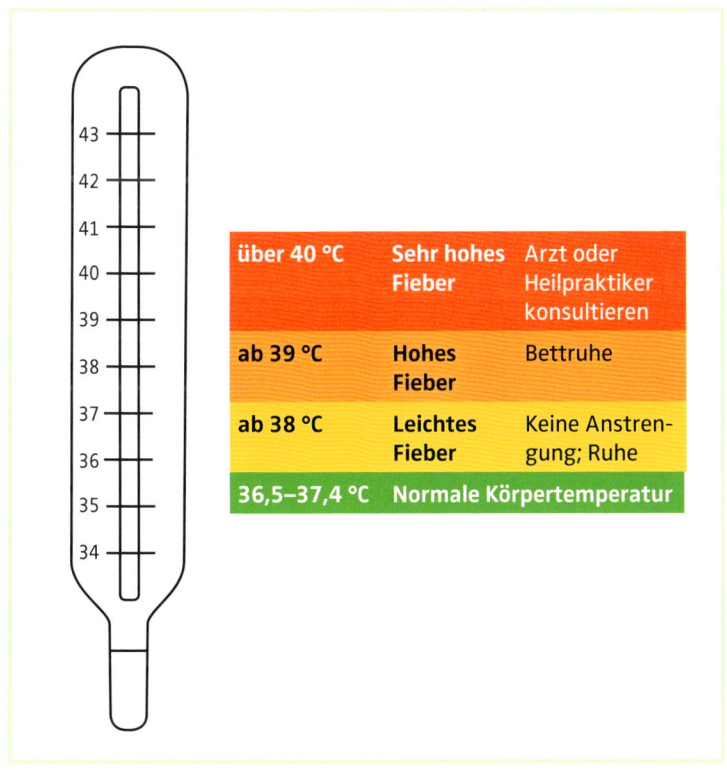

über 40 °C	Sehr hohes Fieber	Arzt oder Heilpraktiker konsultieren
ab 39 °C	Hohes Fieber	Bettruhe
ab 38 °C	Leichtes Fieber	Keine Anstrengung; Ruhe
36,5–37,4 °C	Normale Körpertemperatur	

Bei hohem Fieber bitte unbedingt Ihren Heilpraktiker oder Arzt konsultieren.

Fiebertee

MENGE	HEILPFLANZE	WIRKUNG
15 g	Lindenblüten (Tilia Flores)	schweißtreibend, peripherie-öffend, schmeckt gut
10 g	Weißdornblätter und -blüten (Crataegus Folia et Flores)	kreislaufstärkend
20 g	Mädesüßblüten (Spirea Flores)	schweißfördernd, schmerz-widrig, sanft fiebersenkend, blutverdünnend
15 g	Zistrosenkraut (Cistus incanus Herba)	antiviral, immunstimulierend
15 g	Brennesselkraut (Urtica Herba)	entsäuernd, ausleitend, magnesium- und eisenreich

Von diesem Tee können größere Mengen getrunken werden, bis die Erkrankung überwunden ist.
1 EL der Mischung auf 1 große Tasse (250 ml) überbrühen und mindestens 10 Minuten ziehen lassen. Der Tee kann mit einem regionalen Imkerhonig gesüßt werden, schmeckt aber auch so. Die Zugabe von etwas Zitronensaft ist ebenfalls möglich. Es empfiehlt sich jedoch, zunächst mit dem puren Tee zu beginnen.

Der Umgang mit Stress

Dauerhafter Stress macht uns anfällig für Krankheiten.

Es ist mittlerweile ein Allgemeinplatz, muss aber dennoch immer wieder gesagt werden: Unsere daueraktive, leistungsorientierte und hektische Lebensweise macht uns krank. Wir rennen atemlos einem vermeintlichen Glück hinterher und wundern uns, wenn uns die Luft wegbleibt und wir uns im Burn-out wiederfinden. Stress betrifft dabei Frauen und Männer, egal in welcher Position, ob als Managerin oder zu Hause, als Eltern, als Schüler oder Arbeitslose gleichermaßen, wenn auch aus unterschiedlichen Gründen.

Stress ist eine archaische Reaktion des vegetativen Nervensystems, die uns kurzfristig lebensrettende körperliche Höchstleistungen ermöglicht. Bestehen die Umstände aber dauerhaft, kommt es schließlich zum Zusammenbruch des Immunsystems und den verharmlosend Zivilisationskrankheiten genannten Folgen. Besser wäre es wohl, von einer kranken Zivilisation zu sprechen. Um Stress nachhaltig abzubauen, bedarf es eines Paradigmenwechsels in der Gesellschaft und einer Fülle von individuellen Kurskorrekturen. Es geht eben nicht um ein leistungsorientiertes „Besser weiter so", sondern um die Frage nach dem, was uns zufrieden, glücklich und gesund erhält. Dazu gehört sicher auch die Frage nach der eigenen Bestimmung. Optimistisch betrachtet mag die schockierende Erinnerung an unsere Sterblichkeit durch SARS-CoV-2 ein Geschenk sein, frei gemäß der Erkenntnis: „Wenn ich ohnehin sterben muss, kann ich auch jetzt schon tun, was ich möchte und mir wirklich wünsche."

Im Endeffekt wirken sich ein Abbau von Stress und eine von heiterer Gelassenheit geprägte Lebenseinstellung positiv auf Ihr Immunsystem aus. Dies ist also eine wirksame Prophylaxe von Infektionen und schweren Verläufen bei Erkrankungen. Außerdem lebt es sich so fröhlicher.

Wege zum Stressabbau gibt es viele. Hier eine unvollständige Liste von Ideen:

- stressfreie, nicht leistungsorientierte Bewegung, dabei darf auch geschwitzt werden, am besten in der Natur
- Aufenthalte, Wandern im Wald
- Zeit mit lieben Menschen verbringen
- gemeinsame Mahlzeiten
- Kuscheln und Körperkontakt
- sinnhafte Betätigung, Engagement für Mitmenschen und Umwelt
- Gartenarbeit
- öfter einfach mal tief ausatmen, Atemübungen

Haustee für heitere Gelassenheit

MENGE	HEILPFLANZE	WIRKUNG
5 g	Lindenblüten (Tilia Flores)	wohlschmeckend, beruhigend
10 g	Passionsblumenkraut (Passiflora Herba)	Beruhigend, nervenstärkend, leicht schlaffördernd
20 g	Taigawurzel (Eleuterococcus Radix)	antiviral, immunmodulierend, adaptogen (hilft, mit Stress besser umzugehen), nervenstärkend
20 g	Rosenwurz (Rhodiola Radix)	adaptogen, nervenstärkend, immunmodulierend
15 g	Johanniskraut (Hypericum Herba)	nervenstärkend, antidepressiv, wundheilend, durchfallwidrig, antiviral
10 g	Grünes Haferkraut (Avena Herba)	nervenstärkend, beruhigend, mineralreich, ausleitend, entsäuernd
5 g	Kardamomfrüchte (Cardamom Fructus)	wohlschmeckend, magenstärkend, vegetativ ausgleichend
10 g	Bitterorangenschalen (Aurantium Pericarpium)	leichte Bitterwirkung, geschmacksverbessernd
10 g	Zistrosenkraut (Cistus incanus Herba)	deutlich antiviral, verhindert die Virusadsorption, abwehrstärkend
15 g	Holunderfrüchte (Sambucus Fructus)	nervenstärkend, schmerzwidrig bei Neuralgien

Dieser Tee kann morgens und abends getrunken werden. Er wirkt nervenstärkend und beruhigend, macht aber nicht müde. Unter Umständen macht er sogar wach und klar im Kopf, sodass auf eine abendliche Anwendung verzichtet werden sollte. Sie sind herzlich eingeladen, Erfahrungen zu machen.

1 EL der Mischung auf 1 große Tasse (250 ml) überbrühen und mindestens 10 Minuten ziehen lassen. Nicht süßen, der Tee schmeckt auch so gut und wirkt ungesüßt besser.

Schaut man sich bei den Schüßler-Salzen um, so empfiehlt es sich, täglich jeweils 3 Tabletten im Wechsel zu nehmen: Nr. 4 Kalium phosphoricum D6 und Nr. 7 Magnesium phosphoricum D6. Kalium und Magnesium erhöhen gemeinsam das Ruhepotenzial der Nervenzellen und wirken so der Stressreaktion entgegen. Eine Kur in der genannten Dosierung ist in Belastungssituationen hilfreich.

Vor allem aber gibt es eine Reihe von Heilpflanzen, die uns helfen können, mit Stress besser umzugehen. Ich möchte aber dafür plädieren, diese nicht als „Doping" zu missbrauchen, um länger durchzuhalten und dann umso sicherer zusammenzubrechen. Die Stars unter diesen adaptogen genannten Pflanzen sind die auch an anderer Stelle in diesem Buch erwähnte Taigawurzel (sibirischer Ginseng) und die Rosenwurz. Hinzu kommen ergänzend nervenstärkende Pflanzen wie Johanniskraut, Haferstroh, Passionsblume und viele andere.

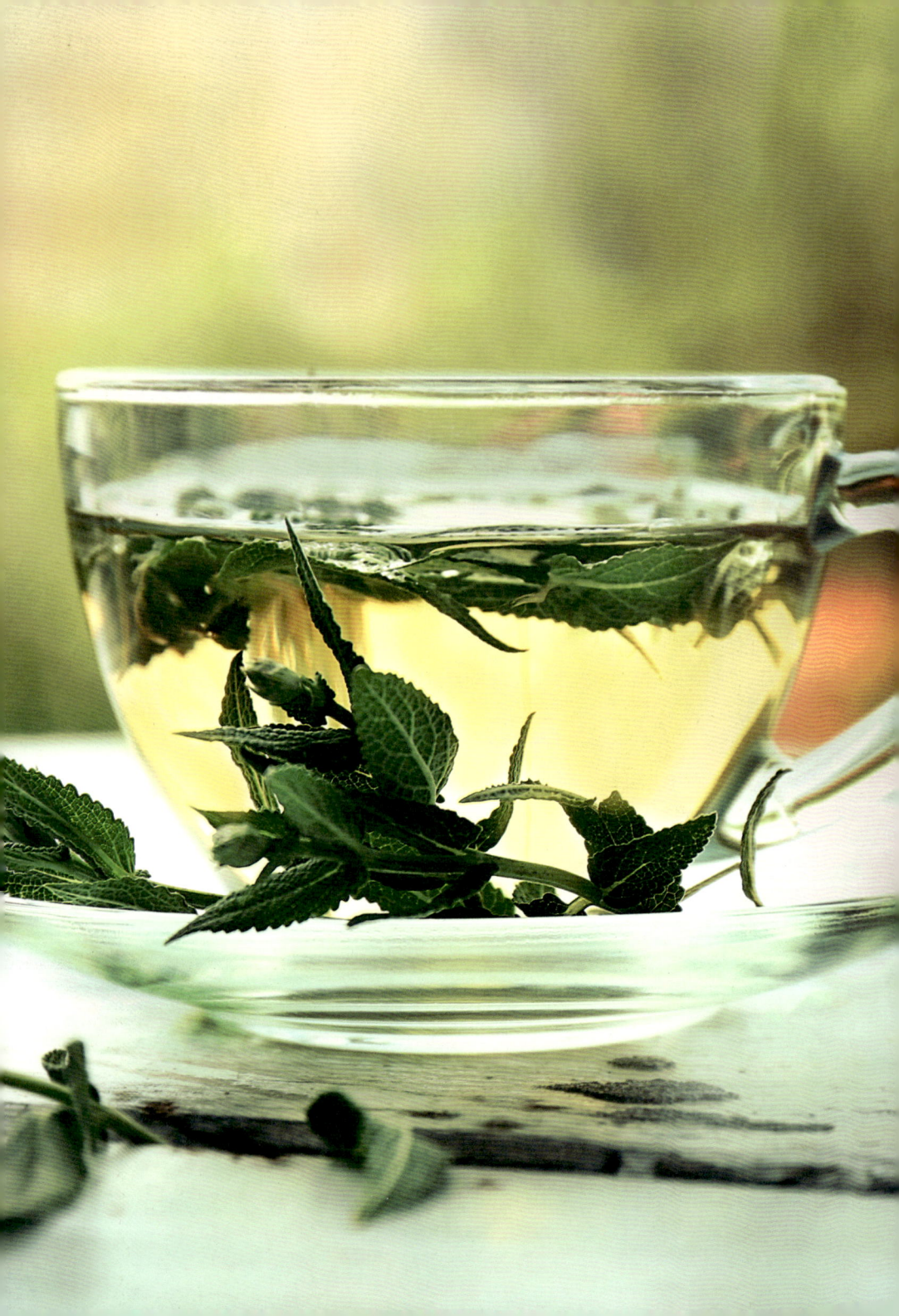

VIRUSERKRANKUNGEN MIT NATÜRLICHEN MITTELN BEHANDELN

In diesem Kapitel lernen Sie die Übertragungswege von Virusinfekten und wichtige Schutzmaßnahmen kennen. Dann besprechen wir alle gängigen Viruserkrankungen und ihre Behandlung mit Heilpflanzen und Naturheilmitteln. Die Reise geht von den Atemwegen über Grippe und Corona zu Durchfallerkrankungen und Herpes, um nur einige Stationen zu nennen. Den Abschluss bildet der vielleicht wichtigste Teil, die Rekonvaleszenz: Es geht um eine gute Erholung und den Wiederaufbau des Immunsystems nach einer Viruserkrankung.

So können Sie sich schützen

Sie werden in diesem Buch eine Fülle von Möglichkeiten kennenlernen, Viruserkrankungen zu behandeln. Je nach Erkrankung und Schwere des Verlaufs können Sie vieles zunächst selbst tun. Die hier vorgestellten Maßnahmen sind praxiserprobt und schaden definitiv nicht. Es gibt aber klare Grenzen, die eine professionelle, gegebenenfalls auch schulmedizinische Behandlung erfordern und im schlimmsten Fall sogar einen Krankenhausaufenthalt. Naturheilkunde ist toll und sollte medizinischer Standard sein, aber manchmal braucht es doch die Notfallmedizin. Es geht mir nicht um einen ideologischen Streit über den richtigen Weg oder darum, Widersprüche aufzumachen, sondern darum, die jeweils beste, wirksamste und gleichzeitig unschädlichste Therapiemöglichkeit zu wählen. Dies geschieht ganz im Sinne der hippokratischen Tradition und deren Grundsatz primum non nocere, secundum cavere, tertium sanare, was übersetzt „erstens nicht schaden, zweitens vorsichtig sein, drittens heilen" bedeutet.

> Alle hier vorgestellten Maßnahmen sind praxiserprobt und schaden definitiv nicht.

Sie sollten die in diesem Buch vorgestellten Mittel auch nicht alle auf einmal nehmen, sondern die Behandlung stufenweise aufbauen. Sie lernen so die Wirkung der einzelnen Maßnahmen besser kennen und einschätzen. Dies könnte wie folgt geschehen:

1. Prävention/Vorbeugung
2. Allgemeinmaßnahmen (nicht-arzneilich)
3. Heilpflanzen und Schüßler-Salze
4. Komplex- und Einzelhomöopathika
5. Phytotherapeutische Standardpräparate

Die fünf Punkte sind als Orientierung gedacht, selbstverständlich können Sie auch mehrere Dinge gleichzeitig tun. Suchen Sie für die Stufen 3 bis 5 ruhig mal eine erfahrene Heilpraktikerin auf, die Sie begleitet. Oft ist die Investition in ein Honorar für Beratung, Untersuchung und kundige Rezeptur sogar preiswerter, als viel Geld für Selbstmedikation in der Apotheke auszugeben.

Tipp
Bei schweren Verläufen, meldepflichtigen oder gar lebensgefährlichen Erkrankungen ist der Gang zum Schulmediziner oder sogar ins Krankenhaus angezeigt. Hier kommt dann die Selbstmedikation oder naturheilkundliche Behandlung an ihre Grenzen, kann und sollte aber weiterhin unterstützend eingesetzt werden.

Wir betrachten zunächst ausführlich Erkrankungen, die einer (Selbst-)Behandlung mit natürlichen Mitteln gut zugänglich sind. Dazu gehören die klassischen Erkältungskrankheiten, Atemwegserkrankungen bis zur Lungenentzündung, Erkrankungen des Verdauungssystems und Herpes-Infektionen. Covid-19 bekommt ein eigenes Kapitel, die sogenannten Kinderkrankheiten werden thematisiert und auch seltenere Viruserkrankungen abrundend erwähnt. Dabei beschreibe ich jeweils die Verläufe und Infektionswege und bespreche verschiedene Behandlungsansätze und Naturheilmittel.

Ein wichtiges Thema, nämlich die Erholung oder Rekonvaleszenz, bekommt ein eigenes Kapitel. Dieser Aspekt ist bislang leider stark unterbelichtet, zeigt seine extreme Wichtigkeit aber aktuell umso mehr, beispielsweise angesichts vieler Long-Covid-Fälle. Hier hat Naturheilkunde eine Menge zu bieten.

Im vorangegangenen Kapitel habe ich die therapeutischen Prinzipien gegen Viren genauer erläutert. An dieser Stelle sei Folgendes kurz rekapituliert: Denkt man über die Möglichkeiten antiviraler Therapie nach, ergeben sich drei mögliche Ansatzpunkte:

- direkte Zerstörung des Virus selbst
- Verhinderung des Andockens des Virus an die Zellen bzw. der Einschleusung von Viruserbinformation in die Zelle
- Zerstörung virusbefallener Zellen, um die Reproduktion zu unterbinden

All dies kann unsere Abwehr leisten, wenn sie sonst gute Bedingungen vorfindet. Die ersten beiden Punkte lassen sich auch von außen durch Medikamente bewerkstelligen, die dritte ist eine der Kernaufgaben des Immunsystems. Eine Stimulation desselben durch Medikamente ist möglich.

Wie werden Viruserkrankungen übertragen?

Während der Corona-Pandemie wurde die Frage nach Infektionswegen zum ersten Mal breit öffentlich diskutiert. Es ist wichtig, sich klarzumachen, wie ein Virus übertragen werden kann, um sich effektiv schützen zu können. Die Desinfektion von Einkaufswagen ist, wenn man Coronaviren betrachtet, hilfloser Aktionismus. Bezogen auf beispielsweise Noroviren ist sie dagegen höchst sinnvoll. Im Wesentlichen gibt es fünf mögliche Übertragungswege:

- Tröpfcheninfektion
- Übertragung durch Aerosole
- Schmier- oder Kontaktinfektion
- Austausch von Körperflüssigkeiten
- Übertragung durch Insektenbisse oder -stiche

Manche Viren können auch mehrere Wege nutzen. Im Folgenden finden Sie die Infektionswege im Überblick.

Tröpfcheninfektion

Die Tröpfchen-
infektion ist wohl
der bekannteste
Infektionsweg.

Ein häufiger Infektionsweg und lange Zeit die Hauptvorstellung bezüglich einer Übertragung durch die Luft. Durch Niesen, Husten, Schreien oder einfach Ausatmen gelangen Tröpfchen mit infektiösen Viruspartikeln in die Luft. Durch Einatmung gelangen sie auf die Schleimhäute des Gegenübers und lösen so die Ansteckung aus. Die Tröpfchen sind relativ groß und bleiben daher nicht lange in der Luft.

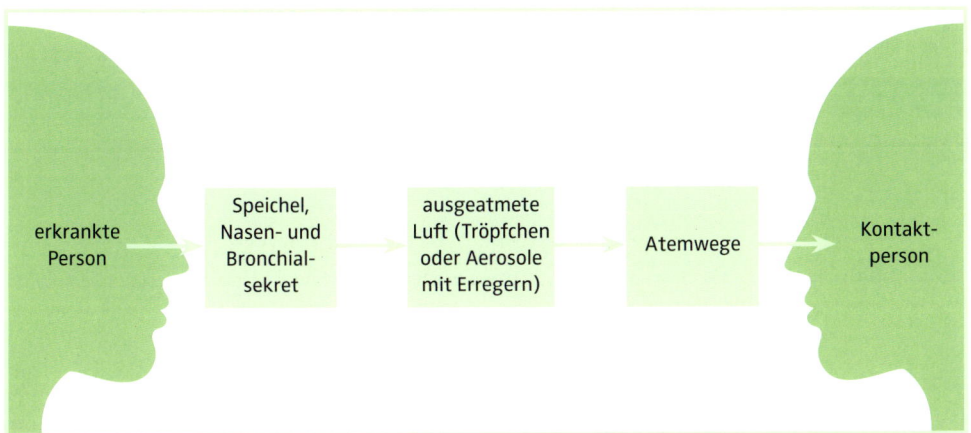

| erkrankte Person | Speichel, Nasen- und Bronchial-sekret | ausgeatmete Luft (Tröpfchen oder Aerosole mit Erregern) | Atemwege | Kontakt-person |

Aerosolinfektion durch Aerosole

Aerosole bestehen aus viel kleineren Teilchen als Tröpfchen, es sind ganz feine Sprühnebel, in denen sich aber auch Viruspartikel befinden. Aerosole bleiben viel länger in der Luft und können daher auch infektiöses Material übertragen, wenn man einen leeren, aber ungelüfteten Raum betritt, in dem sich vorher Erkrankte aufgehalten haben. Aerosole produzieren wir bei jedem Ausatmen.

Vor einer Infektion über die Atemluft durch Tröpfchen oder Aerosole schützt am besten das Tragen von Atemschutzmasken. Häufiges Lüften ist eine weitere extrem wichtige Maßnahme. Die Atemluft wird so verdünnt und verwirbelt, dass die mögliche Viruskonzentration für eine Infektion einfach nicht mehr ausreicht. Eine Infektion an frischer Luft ist daher auch nach Aussagen der Deutschen Gesellschaft für Aerosolforschung extrem unwahrscheinlich.

Folgende Viruserkrankungen werden aerogen, also durch Einatmung übertragen (Auswahl): Schnupfen, Husten und Erkältungskrankheiten, echte Grippe, SARS, Covid-19, Windpocken, Pfeiffersches Drüsenfieber, Masern, Mumps, Röteln.

Tröpfchen- oder Aerosolinfektion: Durch Einatmung gelangen Tröpfchen auf die Schleimhäute des Gegenübers und lösen so die Ansteckung aus.

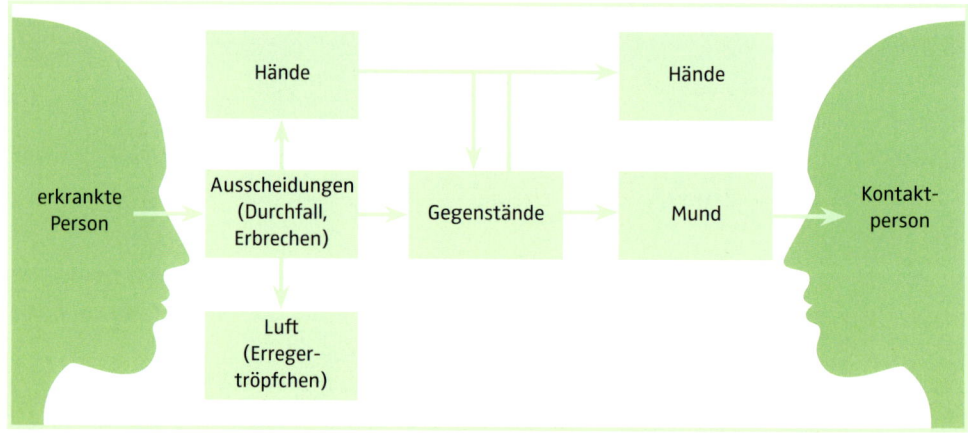

Schmierinfektion:
Die Übertragung
erfolgt über ver-
schmutzte Ober-
flächen sowie
Händeschütteln oder
anderen Körper-
kontakt.

Schmier- und Kontaktinfektion

Hier erfolgt die Übertragung über verschmutzte Oberflächen wie
Toiletten, Geschirr, kontaminierte Lebensmittel oder verunreinigtes Wasser sowie Händeschütteln oder anderen Körperkontakt. Bei diesem Infektionsweg sind alle Hygiene- und Desinfekti-
onsmaßnahmen unerlässlich und effektiv, also Flächen- und
Handdesinfektion sowie das Vermeidung von Körperkontakt.

Hier eine Auswahl von viralen Erkrankungen, die diesen Infektionsweg nehmen: Durchfallerkrankungen oder Brechdurchfall (Magen-Darm-Grippe) durch Rota-, Adeno- oder Noroviren,
Hepatitis A, Polio, Tollwut, Warzen, Lippenherpes sowie die exo-
tischen hämorrhagischen Fieber (Ebola, Marburg, Lassa).

Übertragung durch Körperflüssigkeiten

Gemeint sind hier Sexualkontakte, Injektionskanülen und Bluttransfusionen, außerdem Blutkontakt beim Geburtsvorgang.
Hinzu kommen Übertragungen im Mutterleib mit meist schwer-
wiegenden Folgen für das Ungeborene. Hier schützen vor allem
Aufklärung und Umsetzung von Maßnahmen wie Safer Sex,
strenge Kontrolle von Bluttransfusionen und Angebote an

Drogenabhängige, die sicheren Konsum ermöglichen („Druck-räume").

Durch Körperflüssigkeiten werden unter anderem die folgen-den Erkrankungen übertragen (Auswahl): AIDS (durch HIV), Hepatitis B, C und D, Genitalherpes und Feigwarzen (Condylome). Für Ungeborene sind besonders Röteln und Masern gefährlich und übertragbar.

Insektenbisse oder -stiche

Die meisten auf diesem Weg übertragenen Erkrankungen sind in Mitteleuropa nicht anzutreffen und treten lediglich als mögliche Urlaubssouvenirs in Erscheinung. Für die Menschen des globalen Südens ist die Situation selbstredend eine wesentlich andere. In Mitteleuropa fällt lediglich die durch Zecken übertragene Frühsommermeningoenzephalitis (FSME) in diese Kategorie, eine schwerwiegende Entzündung der Hirnhäute und/oder des Gehirns. Auch Hepatitis B kann durch Bettwanzen übertragen werden. Andere meist durch Mücken übertragene Viruserkrankungen sind unter vielen anderen z. B. Gelbfieber, Denguefieber oder die Japanische Enzephalitis.

> Durch Insektenbisse ausgelöste Viruserkrankungen kommen bei uns eher selten vor.

Wichtig: Mund- und Nasenhygiene

Ein wesentlicher Faktor in der Vermeidung von Erkrankungen oder zumindest schwerer Verläufe ist die Hygiene. Bei bestimmten Viren, z. B. dem Durchfall auslösenden Norovirus, erfolgt eine Übertragung über Kontaktinfektion. Eine Desinfektion sowohl von Händen als auch Oberflächen ist daher absolut geboten. Bei Coronaviren erfolgt die Ansteckung über Tröpfchen und Aerosole, also über die eingeatmete Luft oder Flüssigkeiten. Fachleute sind sich einig, dass eine Flächendesinfektion bei Corona wenig bis keinen Effekt auf das Ansteckungsgeschehen hat. Sehr sinnvoll erscheint dagegen eine Mund- und Nasenhygiene. Der Nasenrachenraum ist die erste Eingangspforte für Corona-Infektionen. Deshalb werden ja auch hier die Abstriche zum Erregernachweis vorgenommen.

Wir sollten also diesen Bereich so gut wie möglich „desinfizieren". Jede, auch eine unvollständige Reduzierung der Viruslast verringert die Gefahr der Erkrankung oder schwerer Verläufe. Unser Immunsystem hat bei weniger Viren schlichtweg weniger Arbeit. Folgende Maßnahmen machen Sinn und können mit wenig Aufwand ergänzend zum täglichen Zähneputzen durchgeführt werden:

Morgens empfiehlt sich das sogenannte Ölziehen und das Säubern der Zunge, beides Maßnahmen aus der indischen Ayurveda-Heilkunst. Auch eine Nasenspülung ist hilfreich, Gurgeln mit desinfizierenden ätherischen Ölen oder auch Wasserstoffperoxid. Zusätzlich können über den Tag z. B. im öffentlichen Nahverkehr gelegentlich (zuckerfreie) Hustenbonbons oder Lutschtabletten verwendet werden.

Wir sollten unseren Nasen-Mund-Bereich so gut wie möglich „desinfizieren" und dadurch die Viruslast reduzieren.

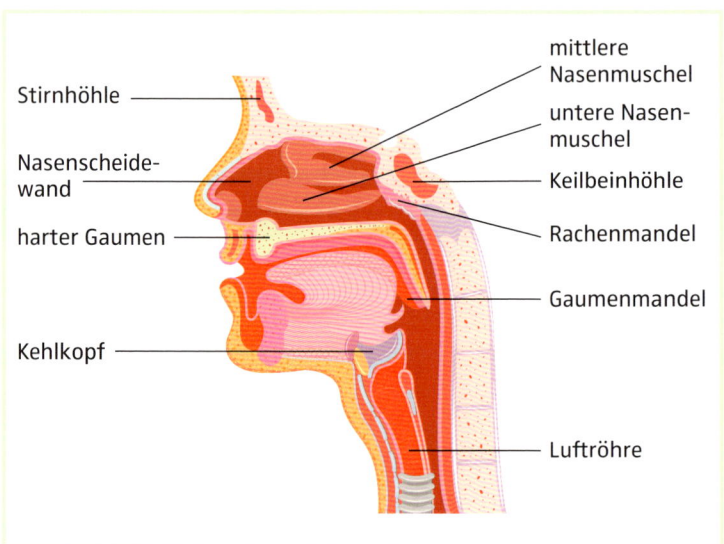

Stirnhöhle

Nasenscheidewand

harter Gaumen

Kehlkopf

mittlere Nasenmuschel

untere Nasenmuschel

Keilbeinhöhle

Rachenmandel

Gaumenmandel

Luftröhre

Mund- und Nasenhygiene im Überblick

MASSNAHME/ ZEITPUNKT	MITTEL	DURCHFÜHRUNG/WIRKUNG
morgens		
Ölziehen	ein hochwertiges, unbedingt biologisches Speiseöl, am besten in Demeter-Qualität, oder ein vergleichbares Sonnenblumenöl	Sie nehmen vor dem Zähneputzen 1 EL Öl in den Mund, „kauen" diesen für 3–5 Minuten durch und ziehen das Öl auch immer wieder durch die Zähne. Zu Beginn wird Ihnen diese Maßnahme recht anstrengend vorkommen, Sie trainiert nämlich auch die Muskulatur der Wangen. Fettlösliche Giftstoffe und Bakterien werden in dem Öl gelöst, spucken Sie es deshalb unbedingt aus. Sie werden sehen, dass es ganz weiß geworden ist. Danach den Mund spülen und die Zähne putzen.
Zunge schaben	ein Holzmundspatel oder Ähnliches	Entfernen Sie möglichen Zungenbelag sanft, aber nachhaltig mit dem Spatel von hinten nach vorn.
abends		
Nasendusche	Nasenkanne oder Vergleichbares (einfache Produkte sind im Drogeriemarkt erhältlich). Folgen Sie dazu der Anweisung oder nutzen Sie ein Internetvideo zur Anleitung.	Entfernt Pollen und Staub aus der Nase, so wird auch die Schlafqualität verbessert. Die Spülung erfolgt mit isotonischer Kochsalzlösung, die Sie bei Drogeriemarktprodukten vorbereitet miterwerben können.
tagsüber/jederzeit		
Gurgeln	Salviathymol®	bewährtes Standardpräparat mit Auszügen aus Salbei und Thymian
	Wasserstoffperoxid 3 % (auf die Prozentzahl achten!)	Lösung aus der Apotheke zur Wundbehandlung, wirkt über aktiven Sauerstoff (nicht schlucken!); kann auch gut äußerlich für verschmutzte Schürfwunden zur Reinigung verwendet werden
Lutschtabletten/ Hustenbonbons	Em-Eukal® klassisch	klassischer Hustenbonbon, wirksam und preiswert, wirkt antiviral und desinfizierend; enthält Eukalyptusöl und Menthol, daher nicht bei kleinen Kindern anwenden
	Cystus Pandalis® Lutschtabletten oder -pastillen	Das Original von Pandalis enthält Zistrose, wirkt reizlindernd und antiviral; recht teuer, aber sehr wirksam.

Die klassische Erkältung: Der grippale Infekt

Erkältungskrankheiten werden von weit über 200 Viren ausgelöst.

Was wir umgangssprachlich als Erkältung oder grippalen Infekt und manchmal auch als Grippe bezeichnen, ist eine klassische Viruserkrankung. Da es weit über 200 Viren aus verschiedenen Familien gibt, die Erkältungskrankheiten auslösen, sind diese nicht klar definiert. Eine Impfung macht daher logischerweise keinen Sinn. Grippale Infekte verlaufen in der Regel unangenehm, aber nicht gefährlich. Hier ist es wichtig, sie von der echten Grippe (Influenza) zu unterscheiden, die eine durchaus lebensbedrohliche Krankheit sein kann (siehe Seite 103). Die häufigsten Auslöser von Erkältungskrankheiten sind Rhinoviren, Coronaviren und das RS-Virus, die zusammen für etwa 90 Prozent der Infektionen verantwortlich sind.

Der Begriff Erkältung speist sich vor allem aus dem Erleben bei Erkrankungsbeginn, typisch sind Frösteln und Kältegefühl. Dabei ist äußere Kälte zwar ein Faktor, man kann sich aber auch in überheizten Räumen „erkälten", sprich einen viralen Infekt einfangen. Interessanterweise entsteht das Kältegefühl aufgrund von Botenstoffen, die nach einer Virusinfektion ausgeschüttet werden und den Impuls zu einer Erhöhung der Körpertemperatur geben. Dadurch wird die Wärme erst zentralisiert, was das Frösteln auslöst, und später entsteht sinnvollerweise Fieber.

Ich finde ein simples Prinzip sehr hilfreich, um die Gefahr einer Erkrankung einschätzen zu können und so rechtzeitig schon vorbeugend etwas zu tun. Es ist die „Warm-satt-trocken-Regel" für Gesundheit. Es sollten immer mindestens zwei der drei Bedingungen erfüllt sein, dann ist eine Erkrankung recht unwahrscheinlich. Das bedeutet, dass sich ein Mangel an einem Faktor recht gut tolerieren lässt, wenn aber zu kalt auch noch nass oder hungrig kommt, wird es kritisch. Ein weiterer Faktor ist Stress, der nachgewiesenermaßen immunsuppressiv wirkt, also unsere Abwehr schwächt.

Haben Sie das Gefühl, etwas „auszubrüten", also zu erkranken, sind die folgenden Maßnahmen sehr sinnvoll. Häufig gelingt es mit folgenden Maßnahmen, eine Erkrankung zu vermeiden.

Behandlung von Erkältungen im Anfangsstadium

SYMPTOM	MITTEL	BEMERKUNGEN
allgemeines Krankheitsgefühl	Schüßler-Salz Nr. 3 Ferrum phosphoricum D12	Unterstützt im Frühstadium eines Infekts das Immunsystem. Wichtig ist eine häufige Anwendung: Nehmen Sie halbstündlich 1 Tablette oder als „heiße Drei", das heißt, 10 Tabletten in heißem Wasser auflösen und schluckweise über eine Viertelstunde trinken, gegebenenfalls nach einer Stunde wiederholen. Wenn am nächsten Tag die Erkrankung fortschreitet, ist die weitere Anwendung sinnlos.
Kältegefühl	Ingwer	Verwenden Sie frischen Ingwer aus biologischem Anbau und bereiten aus einem etwa 2–3 cm langen Stück eine Thermoskanne Tee. Je länger dieser zieht, desto schärfer und wärmender wird er. Trinken Sie die ganze Kanne über 1–2 Stunden aus. Sie können gerne andere antivirale Pflanzen wie Zistrose oder Thymian hinzufügen.
erhöhte Temperatur	Mädesüßblüten	Bereiten Sie sich einen Tee zu, 1 TL auf 1 Tasse, mehrere Tassen am Tag.
Schwächegefühl	Holunderbeerensaft	Sie erhalten Holunderbeerensaft mittlerweile recht preiswert in jedem Naturkostladen. Trinken Sie abends 1 große Tasse (gut 250 ml). Den Saft einmal stark erhitzen oder kurz aufkochen und nach dem Abkühlen auf Trinktemperatur 1 Löffel guten Honig vom Imker des Vertrauens zusetzen. Tipp: Sie können dem Holundersaft auch Ingwer, Zimt und andere Gewürze zusetzen und so eine Art Punsch herstellen, der lecker und heilsam ist.

Außerdem ist es sinnvoll, ein bis zwei Tage auf tierisches Eiweiß zu verzichten, dem Körper fällt es dann leichter, den Infekt zu „verdauen". Die häufige Appetitlosigkeit hat einen biologischen Sinn. Essen Sie außerdem Meerrettich, Knoblauch und Zwiebeln, um die natürliche antivirale und antibiotische Wirkung der enthaltenen Senfölglykoside zu nutzen.

Treten weitere Symptome wie Schnupfen oder Husten auf, orientieren Sie sich anhand der entsprechenden Kapitel. Der Infekt ist dann fortgeschritten und erfordert je nach Symptomatik andere bzw. weitere Maßnahmen.

Virale Erkrankungen der Atemwege und der Lunge

Schnupfen

Die wohl bekannteste virale Erkrankung ist gleichzeitig wohl die banalste: der Schnupfen. Allen wohlbekannt läutet er den Beginn einer Erkältung ein, und hier reicht das Spektrum der möglichen Verläufe bekanntlich bis zur Lungenentzündung. Die Schnupfenviren sind gleichsam die Wegbereiter für alles Folgende. Im Schnupfen finden wir daher bereits alle Ingredienzen für eine ordentliche Erkältungskrankheit und natürlich auch jede Menge Ansätze für Heilmittel und naturheilkundliche Anwendungen.

Tipp

Meine wundervolle Kollegin Conny Brose sagt immer: „Jede Erkältung beginnt mit kalten Füßen", und tatsächlich verhindert eine Nacht mit Wollsocken meist, dass aus einem leichten Schnupfen etwas Schlimmeres wird – außerdem schlafen viele Menschen mit warmen Füßen besser, was zur Heilung nicht unerheblich beiträgt.

Es beginnt mit einer Störung der Schleimhautfunktion, meist durch Kälte. Bei Kälte und Trockenheit wird die Schleimhaut schlechter durchblutet und trocknet aus. Die Schutzfunktion des Schleims geht verloren, und der Abtransport desselben mit den darauf sitzenden Staubpartikeln und eben auch Viren (im Falle des Schnupfens Rhinoviren) wird erschwert.

„Ein Schnupfen hockt auf der Terrasse, auf dass er sich ein Opfer fasse" – dichtete schon Christian Morgenstern.

So können sich die Viren zunächst festsetzen. Durch die schlechtere Durchblutung fehlen außerdem Antikörper und andere Werkzeuge der körpereigenen Abwehr. Die Viren beginnen daher recht ungestört mit dem Versuch, die Schleimhautbarriere zu überwinden. Dieser Versuch löst eine Reaktion des Körpers aus: die klassischen Schnupfensymptome. Diese können in ihrem Verlauf variieren und müssen auch nicht alle vorhanden sein. Typisch sind folgende Symptome.

Fließschnupfen

Das Nasensekret läuft wasserklar und reichlich, was an sich kein großes Problem und mit Taschentüchern therapierbar ist. Solange alles läuft, kann sich nichts festsetzen und schlimmer werden. Möchten Sie dennoch etwas zusätzlich tun, empfiehlt sich das Schüßler-Salz Nr. 8 Natrium chloratum D6, 5 x täglich 1 Tablette.

Wenn das Sekret aber direkt wund macht (und nicht das häufige Naseputzen), die Haut rot wird und schmerzhaft entzündet ist, empfiehlt es sich, eine Heilsalbe zu verwenden, wobei die individuelle Verträglichkeit sehr unterschiedlich ist. Ich persönlich verwende Ringelblumensalbe, aber zur Not geht fast immer Penaten®, auch wenn der optische Eindruck nicht ganz so ansprechend ist. Als homöopathisch aufbereitetes Einzelmittel hilft in dieser Situation die Küchenzwiebel, Allium Cepa D6, stündlich 3 Globuli.

Stockschnupfen

Der Stockschnupfen mit seinem zähen, weißlich-gräulichem Sekret ist bereits problematischer, da der mangelnde Abtransport zu leichterer Vermehrung der Viren führt. Der Schleim ist zäh, das Naseputzen fällt schwer. Auch kann nun neben dem Nasenrachenraum auch das Mittelohr betroffen sein. Setzt sich der Schleim dort fest, kann es zu einer schmerzhaften Mittelohrentzündung kommen. Wichtig ist es nun, das Fließen wieder in Gang zu bringen und besonders nachts die Belüftung der Nase sicherzustellen, sonst schläft es sich schlecht. Die Mundatmung führt außerdem zur Austrocknung des Rachens, was die Viren ein Stück tiefer lockt und die Erkrankung verschlimmert.

Tipp

Meine Großmutter verwendete in diesem Fall auch die Küchenzwiebel, aber nicht homöopathisch, sondern aufgeschnitten auf einem Teller neben das Bett gestellt. Eine pragmatische „Aromatherapie", die umso besser wirkt, je schärfer die Zwiebel ist. Die ätherischen Senföle desinfizieren die Atemluft und regen die Sekretion der Schleimhäute an. Diese Wirkung haben wir wohl alle schon einmal beim Zwiebelschneiden erlebt. So schläft es sich besser. Die Zwiebel am Morgen bitte entsorgen.

Wenn Sie keinen Zwiebelgeruch mögen, können Sie auch zur Nacht einen Nasenbalsam auf die Oberlippe auftragen. Die enthaltenen ätherischen Öle haben die gleiche Wirkung. Empfehlen kann ich den auch für Säuglinge geeigneten Engelwurzbalsam nach Stadelmann oder den Nasenbalsam von Wala.

Um den Tag gut zu überstehen, kann man die genannten Salben ebenfalls anwenden, auch unter den derzeit „beliebten" FFP2-Masken. Es empfehlen sich aber weitere Anwendungen:

- Inhalationen mit Wasserdampf (mit Meersalz angereichert), evtl. mit Zusatz von Kamille. Diese Anwendung ist für kleine Kinder nicht geeignet, um Verbrühungen zu vermeiden.
- Salzwassernasensprays gibt es in jedem Drogeriemarkt, ein Panthenolzusatz ist hilfreich, aber achten Sie auf die Abwesenheit von Konservierungsstoffen. Abschwellende Nasentropfen sind dagegen nur im absoluten Notfall erlaubt.
- Das Schüßler-Salz Nr. 4 Kalium chloratum D6, 5 x täglich 1 Tablette, ist hilfreich.
- Unter den Heilpflanzen wirkt besonders der Efeu (Hedera helix) schleimlösend auch bei Husten (siehe Seite 83). Er kann als Urtinktur niedrig dosiert angewendet werden: 5 x täglich 2 Tropfen verdünnt in Tee oder Wasser bei Erwachsenen, bei Kindern 3 x 2 Tropfen, bei Kleinkindern 3 x 1 Tropfen.

Wenn Bakterien mit ins Spiel kommen

Wenn sich das Sekret im weiteren Verlauf gelb-grün färbt, ist das ein Hinweis auf eine bakterielle Beteiligung meist von Staphylokokken. Die „Party" ist nun richtig in Schwung gekommen: Nachdem die Viren den Reigen der ungebetenen Gäste eröffnet haben, tanzen nun auch die Bakterien mit. Es besteht mittlerweile in hohem Maße die Gefahr, dass man die ungeliebten Gäste überhaupt nicht mehr oder erst nach größeren Schäden an den Atemwegsschleimhäuten loswird. Jetzt wird der Schwefel als Heilmittel wichtig. Er dient quasi als Putzmittel zur Reinigung und wirkt zudem in Form von pflanzlichen Senfölglykosiden (schwefelhaltige ätherische Öle) antibakteriell.

Ein Schnupfen läutet den Beginn einer Erkältung ein und kann sich bis zu einer Lungenentzündung auswachsen.

In jedem Fall zeigt die Sekretfarbe die Gefahr von ernsteren Verläufen an. Sie erinnert dabei gleichsam als Signatur an den gelben Schwefel. Wir unterscheiden auch hier zwischen Stockschnupfen und Fließschnupfen.

Fließschnupfen mit gelb-grünem Sekret Fließt viel gelb-grüner Schleim, besteht in der Regel die Gefahr, dass auch tiefer liegenden Atemwege beteiligt werden und es zu einer Bronchitis kommt. Jetzt gilt es vor allem, „die Sache am Laufen zu halten", damit sich nichts festsetzt:

- Verwenden Sie Schüßler-Salz Nr. 10 Natrium sulfuricum D6, 5 x täglich 1 Tablette. Mit diesem Mittel bringen Sie den Schwefel (Sulfur) zur Wirkung.
- Die Gabe von Hedera helix Urtinktur ist weiterhin sinnvoll, auch im Hinblick auf eine mögliche Beteiligung der Bronchien: 5 x täglich 2 Tropfen verdünnt in Tee oder Wasser bei Erwachsenen, bei Kindern 3 x 2 Tropfen und bei Kleinkindern 3 x 1 Tropfen.
- Bei Husten ist Thymiantee hilfreich.

Stockschnupfen mit gelb-grünem Sekret Jetzt besteht die ernsthafte Gefahr, dass sich aus dem Schnupfen eine ernstere Erkrankung entwickelt. Insbesondere die Höhlen im Kopf können betroffen sein, weil ein festsitzendes Sekret nur noch schlecht abfließen kann. Es bietet dann einen wunderbaren Nährboden für die anwesenden Bakterien. In der Folge kann es zu einer Mittelohrentzündung oder Entzündung der Nasennebenhöhlen kommen, beides ernsthafte und schmerzhafte Angelegenheiten. Die Nasennebenhöhlenbeteiligung zeigt sich durch Schmerzen beim Vorbeugen des Kopfes.

Das Bestreben sollte es jetzt sein, den Schleim zu verflüssigen, damit er abfließen kann. Hier können alle bereits im Abschnitt „Stockschnupfen" (siehe Seite 54) erläuterten Maßnahmen und Mittel zur Anwendung kommen. Allerdings ist das Schüßler-Salz der Wahl hier ein anderes: Nr. 6 Kalium sulfuricum D6 hilft (ebenso wie Nr. 4 Kalium chloratum) bei festsitzendem Schleim. Dies ist die Kaliumwirkung. Die Schwefelkomponente kommt jetzt noch hilfreich hinzu. Nehmen Sie 5 x täglich 1 Tablette.

Zusätzlich macht es Sinn, wenn die angewendeten Mittel eine antivirale und/oder antibakterielle Wirksamkeit entfalten. Hier sind insbesondere ätherische Öle hilfreich, die auch schleimverflüssigend wirken. Aber auch saponinhaltige Pflanzen wie der schon erwähnte Efeu sind wichtig. Besteht aber eine bekannte oder spürbare Tendenz zur Verschlimmerung, kann man damit vorbeugend behandeln.

Schnupfen begleitet von starkem Schwitzen

Bei manchen Menschen und Verläufen ist das Schwitzen das Hauptsymptom bei einem Schnupfen, auch wenn es für die meisten von uns eher unüblich ist.

- Hier hilft der an sich schweißtreibende Holunder in einer anthroposophischen Aufbereitung von Wala: Sambucus nigra comp. Globuli ist mit allen zuvor beschriebenen Maßnahmen kombinierbar. 5 x täglich 3 Globuli, bei starkem Schwitzen auch stündlich, bis Besserung eintritt, dann reduzieren.
- Salbeitee reduziert die Schweißbildung, aber auch die Milchbildung, deshalb in der Stillzeit nicht anwenden.

Nachbehandlung ist wichtig

Ist der Schnupfen deutlich am Abklingen, wird es wichtig, entstandene Toxine, Zellabbauprodukte und Stoffwechselprodukte zur Ausscheidung zu bringen. Außerdem muss das Lymphsystem als Bildungsort der Abwehrzellen gestärkt und quasi gereinigt werden, damit Sie nicht gleich den nächsten Infekt bekommen. Sie erreichen dies am besten mit kieselsäurehaltigen Heilpflanzen oder Mitteln.

Nach einem Schnupfen gilt es Toxine, Zellabbau- und Stoffwechselprodukte zur Ausscheidung zu bringen.

Es empfiehlt sich, einige Tage Brennnesseltee zu trinken. Er ist mineralreich und wunderbar ausleitend. Zur Geschmacksverbesserung kann er mit etwas Zitrone getrunken werden. Sie können gerne noch Zistrose und Schachtelhalm beifügen, es sollten aber mindestens 50 Prozent Brennnesseln sein.

- Das Schüßler-Salz Nr. 11 Silicea D12 ist eine Kieselsäurekonfiguration, die sehr gut geeignet ist. 2 Tabletten täglich über eine Woche sind ausreichend.
- Um das Immunsystem etwas zu stimulieren, eignen sich Sonnenhutpräparate. Am einfachsten und preiswertesten ist die Gabe von täglich 3 x 5 Globuli Echinacea D1 über eine Woche.

Alle genannten Maßnahmen dienen zunächst dem Verhindern von schlimmeren Verläufen und schweren Erkrankungen. Sie können und sollten aber bei entsprechender Symptomatik auch bei den nachfolgend besprochenen Krankheitsbildern zur Anwendung kommen.

Schnupfenbehandlung im Überblick

SYMPTOMATIK	ZU BEACHTEN	BEHANDLUNG
Fließschnupfen: Sekret wässrig	„Solange es fließt, ist alles gut."	• abwarten und Tee trinken • Schüßler-Salz Nr. 8 Natrium chloratum D6, 5 x täglich 1 Tablette
Stockschnupfen: Sekret weiß/gräulich	wieder ins Fließen bringen Nasenbelüftung sichern Dampfbad vor Kindern sichern!	• Schüßler-Salz Nr. 4 Kalium chloratum D6, 5 x täglich 1 Tablette • aufgeschnittene Zwiebel ans Bett • Engelwurzbalsam oder Nasenbalsam auf die Oberlippe • Inhalationen/Dampfbad mit Meersalz/Kamille • Salzwassernasensprays ohne Konservierungsmittel • abschwellende Nasentropfen nur im Notfall • Hedera helix Urtinktur, 5 x 2 Tropfen täglich verdünnt, bei Kindern 3 x 2 Tropfen, bei Kleinkindern 3 x 1 Tropfen

SYMPTOMATIK	ZU BEACHTEN	BEHANDLUNG
Fließschnupfen: Sekret gelb/grünlich	auf Husten bzw. die Bronchien achten	• Schüßler-Salz Nr. 10 Natrium sulfuricum D6, 5 x täglich 1 Tablette • weiterhin Hedera helix Urtinktur • bei Husten Thymiantee oder Saft
Stockschnupfen: Sekret gelb/grünlich	kann auf die Nasennebenhöhlen oder das Mittelohr gehen	• Schüßler-Salz Nr. 6 Kalium sulfuricum D6, 5 x täglich 1 Tablette • weitere Maßnahmen wie bei Stockschnupfen mit weiß-gräulichem Sekret
spezielle Symptomatik		• Kombination mit Grundbehandlung
Sekret macht wund	Hautpflege	• Ringelblumensalbe • eigene, als wirksam bekannte Heilsalbe • evtl. Penaten • Allium Cepa D6, stündlich 3 Globuli
Schnupfen mit starkem Schwitzen		• Sambucus nigra comp. (Wala), 5 x täglich 3 Globuli, in schweren Fällen auch stündlich • Salbeitee • zusätzlich je nach Art des Schnupfens mit den jeweils beschriebenen Maßnahmen kombinieren, wenn erforderlich
Rekonvaleszenz	„Aufräumen" schützt vor Folgeproblemen eine Woche Nachbehandlung	• Schüßler-Salz Nr. 11 Silicea D12, 2 x täglich 1 Tablette • Brennnesseltee mit etwas Zitrone, mehrere Tassen täglich • Echinacea D1 3 x täglich 5 Globuli

Nasennebenhöhlenentzündung

Eine Beteiligung oder Entzündung der Nasennebenhöhlen, eine Sinusitis, lässt sich vermuten, wenn Sie beim Vorbeugen des Kopfes Druck oder gar Schmerzen hinter der Stirn oder unter den Augen verspüren. Auch Fieber – für Schnupfen eher unüblich – kann jetzt auftreten und belegt den zunehmenden Ernst der Lage. Die Nasennebenhöhlen sind von Atemwegsschleimhaut ausgekleidet, die Situation ist also dieselbe wie bei einem Schnupfen, nur der Ort ist extrem ungünstig. Die Abflüsse verstopfen schnell und das Geschehen neigt zur Chronifizierung.

Ist das Geschehen noch nicht so ausgeprägt oder möchten Sie nicht gleich viel Geld in die Apotheke tragen, empfehlen sich Versuche mit den folgenden Anwendungen:

Für Erwachsene wirkt ein Dampfbad oft Wunder.

- Da wäre zunächst das gute alte **Dampfbad,** von dem ich aber in der Kinderheilkunde wegen drohender Verbrühungen dringend abraten möchte. Für Erwachsene allerdings wirkt ein Dampfbad oft Wunder. Setzen Sie dem heißen Wasser 1 EL Meersalz zu. Zur Reizlinderung empfiehlt es sich außerdem, Kamillenblüten zu verwenden, allerdings würde ich diese mit Thymian oder abends zur gleichzeitigen Schlafförderung mit Lavendel kombinieren, deren ätherische Öle gut wirksam sind. Sie können auch 1–3 (maximal!) Tropfen eines echten ätherischen Öls zugeben. Primavera stellt hochwertige biologische ätherische Öle her. Bitte hier nicht sparen, denn schlechte Qualität nutzt an dieser Stelle nichts. Vielleicht gönnen Sie sich ein paar wenige Fläschchen, diese reichen für längere Zeit. Neben Lavendel und Thymian kommt auch Eukalyptus in Frage. Beachten Sie, dass stark wirksame Öle wie Kampfer, Eukalyptus, Menthol oder Pfefferminzöl bei Kindern unter zwei Jahren auf keinen Fall angewendet werden dürfen, da sie zu Verkrampfungen der Atemwege führen können. Achten Sie unbedingt auf die Angaben der Hersteller, es gibt Zubereitungen, die ausdrücklich für Säuglinge geeignet sind, z. B. der Engelwurzbalsam nach Stadelmann.

- Erinnern Sie sich noch an **Infrarotlampen?** Die früher sehr weit verbreiteten Lampen sind heute etwas aus der Mode gekommen, tun aber gute Dienste. Durch Bestrahlung mit dem ausgesendeten Infrarotlicht wird das Gewebe wohltuend erwärmt. Die Wärme wirkt schmerzlindernd und heilungsfördernd. Durch die Wärme kann optimalerweise festsitzendes Sekret verflüssigt werden.

- Wenn Sie wie ich Heilpflanzen lieben und gerne **Tee** trinken, dann sei Ihnen der nachfolgende Sinusitis-Tee ans Herz gelegt. Zum Kennenlernen empfiehlt es sich, die Teedrogen einzeln zu verwenden. Allerdings ist eine Mischung im Krankheitsfall meist hilfreicher, da sich die Wirkungen unterstützen und ergänzen. Hier sind Ihrer Kreativität keine Grenzen gesetzt.

- Im Kopfbereich hat sich die Anwendung von **Wurzeln mit ätherischen Ölen** gut bewährt. Eine Pflanze, die den Blütenduft bis in die Wurzel transportieren und dort einlagern kann, hat eine durchlüftende Kraft. Besonders zu empfehlen sind hier Meisterwurz und Engelwurz aus der Familie der Doldenblütler sowie Meerrettich, ein Kreuzblüter. Der in letzter Zeit beliebte Ingwer aus der Familie der Ingwergewächse hat seinen großen Auftritt bei der Behandlung von Bronchien und Lungen, kann aber auch hier verwendet werden, wenn er zur Hand ist.

Einfacher Sinusitis-Tee

MENGE	HEILPFLANZE	WIRKUNG
20 g	Meerettichwurzel (Armoracia Radix)	antiviral, antibiotisch, verdauungsfördernd durch Senfölglykoside, schleimlösend
15 g	Meisterwurzwurzel (Imperatoria Radix)	antiviral, schleimlösend durch ätherische Öle, verdauungsfördernd durch Bitterstoffe
10 g	Eukalyptusblätter (Eucalyptus Folia)	schleimlösend, antiviral durch ätherische Öle
5 g	Efeublätter (Hedera helix Folia)	schleimlösend durch Saponine
5 g	Anisfrüchte (Anisum Fructus)	geschmacksverbessernd, antiviral und entkrampfend durch ätherische Öle
10 g	Mädesüßblüten (Spireae Flores)	schmerzstillend und fiebersenkend
15 g	Spitzwegerichkraut (Plantago lanceolata Herba)	hustenwidrig, schleimhautpflegend und stabilisierend, Kieselsäure und Zink
20 g	Queckenwurzelstock (Gramina Rhizoma)	strukturgebend, schleimhautstabilisierend, Kieselsäure
20 g	Leinsamen (Linum Semen)	schleimhautpflegend, Magenschutz durch Pflanzenschleime

1 EL auf eine große Tasse überbrühen und etwa 20 Minuten ziehen lassen, bitte nicht süßen.

Der Tee schmeckt moderat bitter, was ein wichtiger Teil der Heilwirkung ist. Nach einigen Tagen haben Sie sich daran gewöhnt. Er unterstützt die Schleimlösung, wirkt antimikrobiell und stärkt Ihr Immunsystem. Der Tee sollte 3 x täglich getrunken werden.

Desweiteren können folgende Mittel eingesetzt werden:

- Schüßler-Salz Nr. 6 Kalium sulfuricum D6 kennen Sie bereits beim Stockschnupfen mit gelb-grünem Sekret. 5 x 1 Tablette macht auch bei Sinusitis Sinn. Kalium hilft, Schleim zu verflüssigen, und aktiviert die Nierenausscheidung, die Schwefelkomponente des Mittels wirkt entgiftend und bei bakterieller Beteiligung.

- Myristica sebifera comp. von Wala, ein Komplexmittel aus der anthroposophischen Medizin, das unter anderem ebenfalls eine Kaliumkomponente, nämlich Kalium bichromicum enthält. Namensgebend ist aber Myristica sebifera. Dieser in Südamerika beheimatete Baum aus der Familie der Muskatnussgewächse hat sich bei Entzündungen und Eiterungen (also Staphylokokken-Infektionen) bewährt. Nehmen Sie stündlich bis zu 5 Globuli, nach Besserung weniger.

- Gelomyrtol® oder das kräftigere Gelomyrtol forte® von Pohl-Boskamp. Dieses bekannte Mittel hat seine schleimverflüssigende und antibakterielle Wirkung in etlichen Studien bewiesen. Es enthält einen Extrakt aus ätherischen Ölen, vor allem Eukalyptusöl. Es kann auch bei Bronchitis angewendet werden. Allerdings sind die ätherischen Öle auch für die Magenschleimhaut etwas reizend. Deshalb ist es wichtig, das Mittel kurz vor dem Essen mit Flüssigkeit einzunehmen. Manche Menschen berichten über Aufstoßen, und für Kinder ist das Mittel nach meiner Erfahrung zu stark. Ansonsten ist es aber gut verträglich und eine Alternative zu den häufig verordneten Antibiotika, die bei viralen Infektionen mehr schaden als nutzen.

- Sinupret® forte von Bionorica ist ein weiterer Klassiker und wahrscheinlich das meistverkaufte Arzneimittel bei Sinusitis. Es enthält die interessante Kombination von fünf Heilpflanzen, nämlich Schlüsselblume, Enzian, Holunder, Ampfer und Eisenkraut. Im neueren Sinupret® extract ist diese deutlich höher dosiert. Während man bei Schlüsselblume und Holunder den Zusammenhang zur Erkältung noch naheliegend findet, ist Eisenkraut wenig bekannt, und der Ampfer findet wohl nur in diesem Mittel seinen Platz, auch wenn es Anwendungen in der Homöopathie gibt. Besonders bemerkenswert ist hier aber die Enzianwurzel, die man als Bitterstoffpflanze eher in der Therapie von Magen- und Verdauungsproblemen verorten würde. Der in der Embryonalentwicklung begründete Zusammenhang zwischen Verdauung und Atemwegen findet hier seinen therapeutischen Ausdruck.

- Angocin® Antiinfekt von Repha ist ein gut untersuchtes Mittel aus Kapuzinerkresse und Meerrettich, das sich in vielen Studien als antibakteriell und antiviral bewährt hat. Eine echte Alternative zu Antibiotika und über die enthaltenen Senföle die Darmflora sogar noch stärkend und entgiftungsfördernd.

- Wenn Sie ein Mittel oder Hausmittel kennen, das Familientradition hat und bei Ihnen gut wirkt, verwenden Sie es in jedem Fall – man muss das Rad nicht neu erfinden.

Die Anwendung eines Inhalators für Dampfbäder ist günstig und bei entsprechender Vorsicht auch für Kinder gut geeignet.

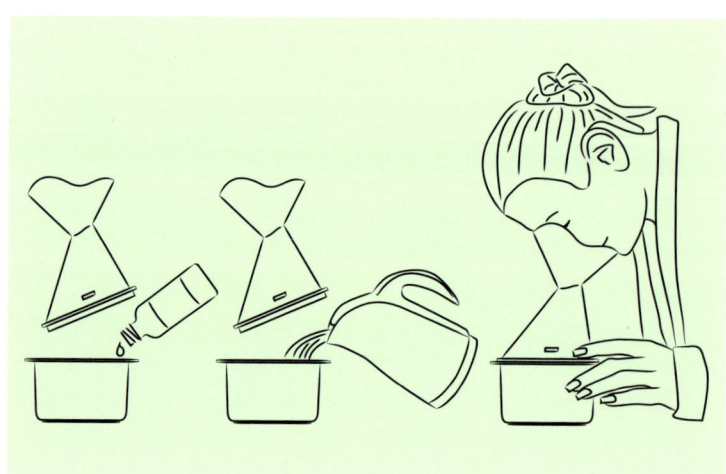

Sinusitisbehandlung im Überblick

MASSNAHME/ MITTEL	ZU BEACHTEN	WIRKUNG/DOSIERUNG
Infrarotlicht	Wärmewirkung	• schmerzstillend, heilungsfördernd, sekretverflüssigend • bis 2 x täglich
Dampfbad	Vor Kindern sichern! Meersalz zusetzen starke ätherische Öle nicht bei Kleinkindern anwenden	• reizlindernd, schleimverflüssigend; ätherische Öle sind antiviral; mit Lavendel beruhigend, schlaffördernd • 1–2 x täglich
einzelne Teedrogen/ Heilpflanzen	zum Kennenlernen und Ausprobieren	• Meisterwurz • Meerrettich • Engelwurz • Eucalyptus • evtl. Ingwer und andere
Sinusitis-Tee	Mischung siehe Seite 62	• nutzt Synergien vieler Heilpflanzen, antiviral, antibakteriell, entkrampfend. schleimlösend, schmerzstillend und fiebersenkend • 3 x täglich 1 Tasse
Schüßler-Salz Nr. 6 Kalium sulfuricum D6		• sekretionsfördernd, regt die Entgiftung und die Ausscheidung über die Nieren an • 5 x täglich 1 Tablette
Myristica sebifera comp. (Wala)		• „homöopathisches Messer", zerteilt gestautes Sekret, auch Kalium enthaltend • stündlich 5 Globuli, nach Besserung seltener
Gelomyrtol® Kapseln	starke ätherische Öle nicht für Kinder geeignet magenreizend	• schleimverflüssigend, antibiotisch, antiviral, entkrampfend auch bei Bronchitis • 3 x täglich 1 Kapsel
Sinupret® Tabletten		• schleimlösend, antiviral, stärkt das Immunsystem, regt die Verdauung auch im „Kopfdarm" an • Sinupret® forte initial bis 5 x täglich 2 Tabletten, dann 3 x 2, Sinupret extract® jeweils die Hälfte
Angocin® Antiinfekt Tabletten	evtl. magenreizend	• antibiotisch, antiviral, auch bei Infekten der ableitenden Harnwege • 5 x täglich 3 Tabletten

Auch hier gilt: so viel wie nötig, so wenig wie möglich. Verwenden Sie die Mittel, die Sie als wirksam kennengelernt haben, inklusive aller Hausmittel mit „Familientradition". Vielleicht reicht schon das Dampfbad und ein einzelner Tee. Kombinationen aus der umfassend wirkenden Teemischung, dem Schüßler-Salz und einem Standardpräparat sind in der Regel schon mehr als ausreichend und auch sinnvoll. Nehmen Sie erst mal nur eines der Standardpräparate, um die Wirkung beurteilen zu können und noch ein paar Möglichkeiten „im Ärmel" zu behalten.

Mittelohrentzündung

Das Mittelohr ist von Atemwegsschleimhaut ausgekleidet und normalerweise luftgefüllt. Durch das Anschwellen der Schleimhaut bei einem Infekt und die Verdichtung des Sekrets wird die Verbindung zum Nasenrachenraum, die Eustachische Röhre oder Ohrtrompete, verlegt. Das Mittelohr läuft dann mit Sekret voll. Der Druckausgleich kann nicht mehr stattfinden und es kommt zu teils heftigen Ohrenschmerzen. Vielleicht sind Sie einmal mit Schnupfen geflogen. Die Schmerzen beim Landen wegen des fehlenden Druckausgleichs sind schrecklich. Flugreisen sind eine der Ausnahmen, bei denen die Anwendung von abschwellenden Nasentropfen Sinn macht und segensreich ist.

> An sich ist eine einfache Mittelohrentzündung nicht gravierender als ein festsitzender Schnupfen.

An sich ist eine einfache Mittelohrentzündung (Otitis media) nicht gravierender als ein festsitzender Schnupfen. Die Fachgesellschaften empfehlen in der aktuellen Leitlinie daher abzuwarten und die Gabe von Schmerzmitteln. Antibiotika sind nicht sinnvoll und bei Viren unwirksam. Sollte allerdings Fieber auftreten, ist medizinische Abklärung wichtig, da die Entzündung in sehr seltenen Fällen auf das Mastoid (den Knochen hinter dem Ohr) und sogar die Hirnhäute übergreifen kann. Ein laufendes Ohr ist dagegen kein Grund zur Sorge, in der Regel hat das Trommelfell einen Riss bekommen und die Schmerzen hören auf. Das gestaute Sekret läuft dann nach außen ab, ähnlich wie ein reifer Pickel, der aufgeht. Das Trommelfell heilt problemlos wieder zu.

Zwiebelwickel

Eine einfache Mittelohrentzündung lässt sich gut naturheilkundlich behandeln. Schwere Verläufe werden am einfachsten durch den Zwiebelwickel behandelt, eine bewährte schmerzstillende, schleimlösende und entzündungswidrige Maßnahme, durch deren alleinige Anwendung ich schon viele Mittelohrentzündungen verschwinden sah.

So machen Sie einen Zwiebelwickel: Eine scharfe, idealerweise biologisch angebaute Zwiebel wird klein gehackt und in eine Schlauchbinde oder Ähnliches (es geht auch eine dünne Baumwollsocke) gegeben und mit einem Nudelholz oder einer leeren Flasche etwas gequetscht, damit der Saft austritt. Das Ganze erwärmen Sie z. B. auf einem umgedrehten Topfdeckel über kochendem Wasser im Topf (nicht in der Mikrowelle). Alternativ kann eine halb volle, sehr heiß gefüllte Wärmflasche verwendet werden, die um den Wickel herum geknickt wird, um diesen zu erwärmen. Der Wickel sollte sehr warm, aber nicht zu heiß sein.

Er wird auf das betroffene Ohr gelegt und mit einem Tuch befestigt. Es kann ein zweiter Wickel auf das Mastoid, also hinter das Ohr gelegt werden, das verstärkt die Wirkung. Den Wickel etwa eine halbe Stunde belassen. In der Regel tritt während der ersten Anwendung Besserung ein, bei erneuter Verschlimmerung können Sie die Anwendung täglich mehrmals wiederholen. Übrigens: Salzwassernasensprays regen die Sekretion an und beeinflussen mittelbar auch das Mittelohr.

Heilpflanzen

Der Leitgedanke für die Anwendung von Heilpflanzen ist es, den Flüssigkeitsstau im Mittelohr abzuleiten. Sie wollen bildhaft gesprochen den Abfluss frei bekommen und die gestauten Flüssig-

> Heilpflanzen können dazu beitragen, den Flüssigkeitsstau im Mittelohr abzuleiten.

keiten drainieren. So ist viel zu trinken an sich bereits eine unterstützende Maßnahme, idealerweise Heilpflanzen mit harntreibender, ausleitender Wirkung, was immer der Küchenschrank hergibt.

Interessanterweise beobachte ich häufig, dass Menschen mit häufigen Ohrenproblemen in der Kindheit später zu Blasenproblemen neigen. Auch die traditionelle chinesische Medizin beschreibt den Zusammenhang, ist doch das Ohr der „Öffner der Nieren". Es macht also Sinn, neben den antiviralen Heilpflanzen auch solche anzuwenden, die die Flüssigkeitsausscheidung anregen. Hinzu sollte eine schmerzstillende Komponente kommen. Fühlen Sie sich frei zu mischen und eigene Erfahrungen zu machen.

Mittelohrentzündung. Die Schmerzen entstehen aufgrund des gestörten Druckausgleichs.

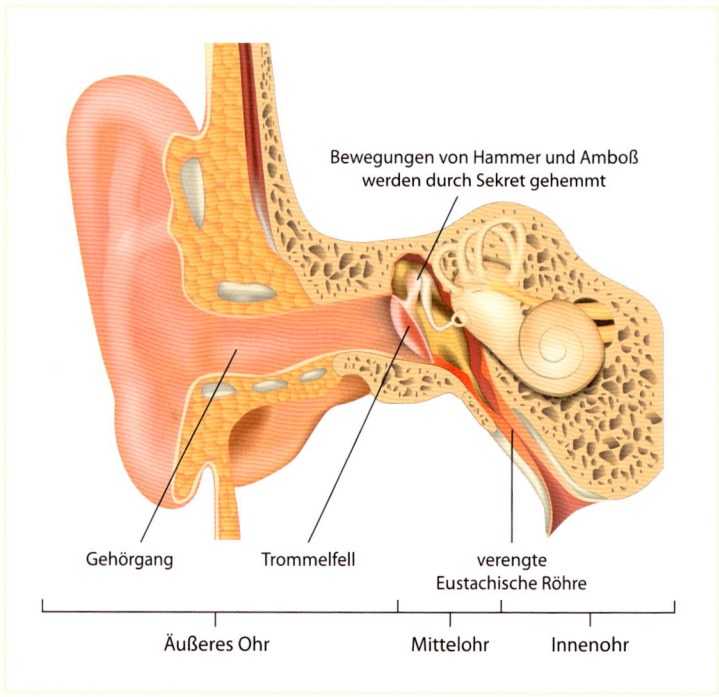

Bewegungen von Hammer und Amboß werden durch Sekret gehemmt

Gehörgang   Trommelfell   verengte Eustachische Röhre

Äußeres Ohr   Mittelohr   Innenohr

Otitis-Tee

MENGE	HEILPFLANZE	WIRKUNG
20 g	Mädesüßblüten (Spireae Flores)	schmerzstillend
15 g	Breitwegerich (Plantago Major Herba)	entzündungswidrig, Zink, strukturstärkend
10 g	Katzenbart (Orthosiphon Herba)	Ausleitung über die Nieren
10 g	Steinklee (Melilotus Herba)	Anregung des Lymphflusses, staulösend
10 g	Birkenblätter (Betula Folia)	Ausleitung über die Nieren, entsäuernd
10 g	Johanniskraut (Hypericum Herba)	nervenstärkend, antiviral, schmerzstillend
5 g	Anisfrüchte (Anis Fructus)	antiviral, geschmacksverbessernd
5 g	Schlüsselblumenwurzel (Primula Radix)	schleimlösend durch Saponine
15 g	Leinsaat (Linum Semen)	macht den Tee magenfreundlich

1 EL pro Tasse überbrühen und etwa 20 Minuten ziehen lassen, nicht süßen. Der Tee sollte wenigstens 3 x und kann bis zu 5 x täglich getrunken werden. Die Kombination mit anderen Maßnahmen oder Mitteln ist sinnvoll.

Folgende Mittel können zusätzlich oder stattdessen angewendet werden:

- Apis Belladonna cum Mercurio von Wala ist ein Mittel aus der anthroposophischen Medizin, das unter anderem die Biene und die Tollkirsche in homöopathischer Aufbereitung enthält. Gerade mit Apis mellifera, der Honigbiene, können rote, geschwollene und schmerzhafte Entzündungszustände gut behandelt werden. Es sollten bei akuten Zuständen halbstündlich 3 Globuli gelutscht werden, nach Wirkungseintritt weniger häufig.
- Das Schüßler-Salz Nr. 6 Kalium sulfuricum D6 sollte zusätzlich zum Einsatz kommen. 5 x täglich 1 Tablette hilft, das gestaute Sekret ins Fließen zu bringen.
- Auch Aconit Ohrentropfen von Wala seien an dieser Stelle erwähnt. Sie sind eine gute schmerzstillende Maßnahme, wenn Sie keine Zwiebeln mögen. Sollte das Ohr Sekret absondern, bitte nicht anwenden. Eine Kombination mit dem Zwiebelwickel ist möglich.

Zur Nachbehandlung nach Abklingen der Beschwerden empfiehlt es sich, eine Woche lang eine Kieselsäurekonfiguration einzunehmen. Kieselsäure hilft dem Immunsystem, sich neu zu ordnen, und verhindert Chronifizierungen.

- Die einfachste Variante ist das Schüßler-Salz Nr. 11 Silicea D12: 2 x täglich 1 Tablette ist ausreichend.
- Besteht eine Neigung zu Blasenbeteiligung, was bei Ohrenentzündungen nicht selten ist, kann stattdessen 2 x täglich eine Messerspitze Equisetum cum sulfure tostum D6 von Weleda eingenommen werden. Der Schachtelhalm (Equisetum) enthält große Mengen an Kieselsäure und fördert zudem die Nierenausscheidung. Die Schwefelkomponente (Sulfur) dient der Entgiftung.

Mittelohrentzündung im Überblick

MASSNAHME/MITTEL	ZU BEACHTEN	WIRKUNG/DOSIERUNG
Zwiebelwickel	ein Muss und sehr hilfreich	• schmerzstillend, schleimlösend, entzündungs-widrig • Anwendung mehrmals täglich möglich
Salzwassernasen-spray	ohne Konservierungs-mittel	• hilft, den Sekretstau ins Fließen zu bringen • häufige Anwendung möglich
Otitis-Tee	Mischung siehe Seite 69	• nutzt Synergien von Heilpflanzen, schmerzlin-dernd, entzündungswidrig, antiviral, ableitend über die Nieren, den Lymphfluss anregend • 3–5 x täglich
Apis Belladonna cum Mercurio (Wala)	Globuli	• entzündungswidrig, antimikrobiell, abschwel-lend, entkrampfend • anfänglich halbstündlich 3 Globuli, bei Besserung seltener
Kalium sulfuricum D6	als Tabletten (Schüßler-Salz Nr.6)	• löst gestaute Sekrete, Ableitung über die Nieren • 5 x täglich 1 Tablette
Aconit Ohrentropfen (Wala)	Nicht anwenden, wenn das Ohr läuft!	• schmerzstillend, kann mit Zwiebelwickel kombiniert werden • 1 x bis mehrmals täglich bzw. vor dem Zwiebelwickel 1 Tropfen des angewärmten Öls einträufeln
NACHBEHANDLUNG		
Silicea D12	als Tabletten (Schüßler-Salz Nr. 11)	• räumt auf, Kieselsäure strukturiert die Abwehr neu • 2 x täglich 1 Tablette über eine Woche
Equisetum cum sulfure tostum D6 (Weleda)	Alternative zu Silicea	• bei Neigung zu Blasenbeteiligung, enthält Kieselsäure, strukturiert und entgiftet • 2 x täglich 1 Messerspitze

Heiserkeit und Hustenreiz bei Rachen- und Kehlkopfentzündung

Häufig ist der erste Angriffspunkt von Viren auch der Rachenraum. Halskratzen und vermehrte Schleimbildung sind ein typisches Anfangssymptom einer Corona-Infektion, aber auch bei anderen Virusinfektionen häufig. Eine Entzündung des Rachens selbst (Pharyngitis) oder des Kehlkopfes (Laryngitis) geht häufig mit Heiserkeit einher. Die Entzündung kann außerdem einen Hustenreiz auslösen. Dies ist oft sehr unangenehm, ein trockener Reizhusten, für den der Name Kitzelhusten sehr passend ist und der tagsüber sehr störend ist. Auch das Einschlafen kann empfindlich gestört werden.

> Gegen Halsentzündungen hilft Gurgeln, Hustenpastillen, Lutschbonbons und Halswickel.

Ein weiterer Auslöser für Husten ist herablaufenden Schleim aus dem Nasenrachenraum. Dieser tritt vermehrt in den Morgenstunden oder nach dem Aufwachen auf, wenn sich wieder mehr Schleim bewegt. Wichtig ist es, in diesem Stadium konsequent zu behandeln. Zum einen sind die Symptome sehr störend, zum anderen gilt es zu verhindern, dass es zur Bronchitis kommt. Sehr hilfreich sind jetzt neben den Allgemeinmaßnahmen Gurgeln und Hustenpastillen oder Lutschbonbons. Auch Halswickel sind sehr wirkungsvoll.

Tipps bei Heiserkeit und Halskratzen mit Hustenreiz

MASSNAHME	MITTEL	WIRKUNG/ANWENDUNG
Gurgeln	Salviathymol®	bewährtes Standardpräparat mit Auszügen aus Salbei und Thymian
	Eigenurin	Nicht jedermanns Sache, aber sehr wirksam, umsonst und immer verfügbar; Eigenurin ist steril und durch den enthaltenen Harnstoff stark desinfizierend. Am besten gleich morgens mit dem Mittelstrahlurin gurgeln und wieder ins Bett legen, weiterschlafen und gesund aufstehen.

MASSNAHME	MITTEL	WIRKUNG/ANWENDUNG
Rachenspray	Echinacea Mund- und Rachenspray (Wala)	Sehr hilfreich, lässt sich recht gut anwenden, ist aber gewöhnungsbedürftig. Die Wirkstoffe Echinacea, Salbei, Ringelblume und Silbernitrat gelangen in einer Art Schaum auf die Mandeln und in den Rachenbereich, bei Kindern (ab 4 Jahren) eher schwierig.
Lutsch-tabletten/ Hustenbon-bons	Em-Eukal® klassisch	klassischer Hustenbonbon, wirksam und preiswert, enthält Eukalyptusöl und Menthol, daher nicht bei kleinen Kindern anwenden; antiviral und desinfizierend
	Cystus Pandalis® Lutschtabletten oder -pastillen	enthält Zistrose, wirkt reizlindernd und antiviral; recht teuer, aber sehr wirksam
	Isla-Moos-Pastillen	enthält Isländische Flechte mit reizlindernden Pflanzenschlei-men und antimikrobiellen Flechtensäuren, sehr gut bei Reizhusten.
Homöopathi-sche Komplex-mittel	Arum triphyllum Komplex Nr. 107, Tabletten (Nest-mann)	enthält neben Arum triphyllum (europäischer Aronstab) verschiedene homöopathische Tiefpotenzen, bewährt bei Heiserkeit
	Arum triphyllum N Synergon Nr. 72, Tropfen (Kattwiga)	Alternative in Tropfenform mit ähnlicher Zusammensetzung, enthält neben Aronstab verschiedene homöopathische Tiefpotenzen, ebenfalls bewährt bei Heiserkeit
	Archangelica comp. Globuli (Wala)	aus der anthroposophischen Medizin, enthält unter anderem Engelwurz, sehr hilfreich auch bei chronischen Formen des Reizhustens
Halswickel	Ölwickel	Tipp einer befreundeten Schauspielerin: Ein dünnes Baum-wolltuch in warmem Öl tränken und um den Hals legen, verbleibt 10 Minuten, mehrfach täglich anwendbar.
	Zitronenhalswickel	Eine halbe biologisch angebaute Zitrone in heißem Wasser auspressen, dabei auch die Schale mit einschneiden, dünnes Baumwolltuch als Innentuch tränken, gut auswringen, warm, aber nicht zu heiß um den Hals legen und mit trockenem Tuch abdecken. Verbleibt 5–10 Minuten, danach Hals warm halten. Mehrmals täglich anwendbar.

Husten bei Bronchitis

Die Situation erfassen und beurteilen

Husten ist ein klassisches Symptom von viralen Erkrankungen der Atemwege. Es ist der Versuch des Körpers, Erreger und Schleim durch Muskelanstrengung aus dem Körper zu befördern. Der Hustenreiz kann im einfachsten Fall bereits im Rachenraum selbst entstehen.

Rutscht der Infekt tiefer, kommt es zur Entzündung der Bronchialschleimhaut, also zu einer Bronchitis, und im allerschlimmsten Fall zur Entzündung in den Lungenbläschen, also des Lungenfunktionsgewebes und damit zur Lungenentzündung. Der Husten kommt dann „von unten". All diese Erkrankungen werden fast immer durch Viren ausgelöst und können sich im Verlauf durch eine bakterielle Superinfektion verschlimmern.

Wichtig ist es also zu wissen, dass nicht jeder Husten gleich eine Bronchitis oder gar Lungenentzündung bedeutet, dieser Gefahr aber durch konsequente Behandlung vorgebeugt werden sollte. Welche Gewebe betroffen sind, kann Ihre Ärztin oder Ihr Heilpraktiker durch eine klinische Untersuchung vor allem durch Abhören feststellen. Bei Unklarheit wird der Befund durch bildgebende Verfahren gesichert.

In der Regel kann Husten zwar lästig und auch ernst zu nehmen, aber noch keine gefährliche Situation und gut selbst zu behandeln. Wenn allerdings massives Krankheitsgefühl, Schwäche, Luftnot und hohes Fieber dazukommen, sollten Sie sich dringend professionelle medizinische Hilfe suchen, zumindest um die Situation diagnostisch abzuklären.

In der Regel kann Husten gut selbst behandelt werden, aber bei Atemnot ist diagnostische Abklärung unerlässlich.

Die naturheilkundliche Behandlung orientiert sich an den Phänomenen, also dem Befinden und Bericht der erkrankten Person und den Ergebnissen der körperlichen Untersuchung. Folgende Punkte bieten eine gute Orientierung auch in der Selbstbehandlung: Ihr Allgemeinzustand und der Husten selbst.

Der Allgemeinzustand: Sie kennen sich selbst am besten und sollten sich die folgenden Fragen stellen (dies würde Ihre Heilpraktikerin oder Ihr Arzt auch tun):

- Ist mein Energielevel beeinträchtigt, bin ich schlapp und füh-
le mich „richtig krank" oder habe ich „nur" Husten?
- Bekomme ich gut Luft, z. B. beim Treppensteigen?
- Habe ich Fieber?
- Gibt es ein starkes Kältegefühl oder auffälliges Schwitzen?
- Gibt es Begleitsymptome wie Schmerzen oder auch Durch-
fall?
- Schlafe ich gut und erholsam?

Mithilfe der Antworten lässt sich recht gut beurteilen, ob die Situation ernst ist oder nicht, und wir können dann den Husten
selber betrachten.

Der Husten selbst: Es ist nicht immer ganz einfach, die Frage zu
beantworten, wie der Husten denn ist. Deshalb bestelle ich Patientinnen und Patienten in die Praxis, um mir einen eigenen Eindruck zu verschaffen, und gebe keine Tipps am Telefon. Zur Orientierung die folgenden Fragen:

- Wann huste ich? Morgens, abends, nachts, nach Anstrengung, immer, draußen, beim Heimkommen etc.
- Wie huste ich? Kurz, häufig, anfallsweise über Minuten, trocken, krampfig, schmerzhaft, womöglich mit Brechreiz oder
gar Erbrechen, mit Auswurf etc.
- Wo sitzt der Hustenreiz? Kratzt es im Hals, ist der Hals verschleimt, sitzt es oben im Brustkorb, seitlich im Rippenbe-
reich, womöglich einseitig oder ganz tief unten?
- Welche Farbe hat der Auswurf? Klar, weiß, gelb, grün oder gar
blutig, bräunlich?

All diese Informationen sind für eine individuelle Hustenbehandlung sehr hilfreich. Der Schatz der Naturheilkunde bietet

eine riesige Fülle an Heilpflanzen, Mitteln und Maßnahmen, mit denen sehr präzise gearbeitet werden kann. Eine konsequente naturheilkundliche Behandlung kann in der Regel den schulmedizinischen Notfall verhindern.

Wie Husten entsteht

Die Situation und die nötigen Heilmittel, zunächst einmal Heilpflanzen, lassen sich sehr gut differenzieren, wenn man weiß, wie unsere Atemwege aufgebaut sind und funktionieren. Machen wir uns zunächst noch einmal die Funktion der Atemwegsschleimhaut und speziell des Schleims klar. Stellen Sie sich eine grasbewachsene Fläche vor, über die der Wind streicht. Die Grashalme bewegen sich alle in eine Richtung, aber durch ihre Elastizität und den Wechsel der Windrichtung auch wieder zurück; letztlich entsteht eine Hin-und-her-Bewegung. Noch näher an der Realität ist das Bild eines Feldes von Seeanemonen, die ihre Tentakel durch die Strömung, aber auch aktiv im Meerwasser bewegen.

Mit den Zellausläufern des Flimmerepithels, der Schicht aus spezialisierten Zellen, die den größten Teil unserer Atemwege

Flimmerhärchen transportieren Schleim aus den Nasennebenhöhlen nach unten und aus den Bronchien nach oben.

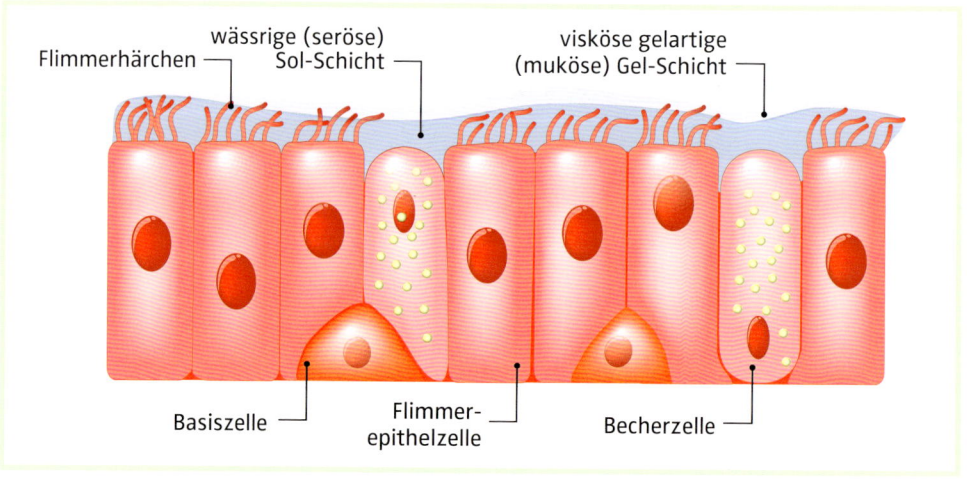

Flimmerhärchen — wässrige (seröse) Sol-Schicht — visköse gelartige (muköse) Gel-Schicht — Basiszelle — Flimmer-epithelzelle — Becherzelle

auskleidet, verhält es sich ganz ähnlich. Die feinen Zilien, wie man die „Haare" der Zellen nennt, bewegen sich rhythmisch und zielgerichtet. Durch diese Bewegung befördern sie den Schleim Richtung „Ausgang": aus den Nasennebenhöhlen nach unten und aus den Bronchien nach oben.

Der Schleim selbst besteht aus zwei Phasen. Unten ist er wässrig und somit dünnflüssig, obenauf schwimmt eine zähere, visköse Schicht, vergleichbar mit Fett auf einer Suppe. In dieser oberen, gleichsam klebrigen Schleimschicht hängen alle Fremdkörper wie Staub, Pollen und eben auch Viren und Bakterien zunächst einmal fest. Solange es nur wenige sind, werden sie mit dem Schleim einfach hinausbefördert. Wenn die Flimmerhärchen nämlich ausschlagen, also sich strecken, reichen sie bis in die obere Schicht und bewegen diese auswärts. In der Entspannungsphase bewegen sie sich in der wässrigen Schicht zurück und holen so quasi für die nächste Streckung aus. Gebildet wird der Schleim von einzelnen oberflächlichen Becherzellen, aus denen der zähe Anteil herausquillt, und tiefer liegenden Drüsen, die den wässrigen Anteil bilden.

Man kann sich die Atemwege, speziell die kleinen Bronchien, einfach als winzige Schläuche vorstellen. Innen befindet sich die beschriebene Schleimhaut als Auskleidung, dann kommt eine Schicht aus glatter Muskulatur, außen ist eine stabilisierende Schicht aus bindegewebigen Fasern. Die Muskulatur kann den Schlauch in gewissen Grenzen eng und weit stellen. Dies geschieht je nach Situation unwillkürlich durch das vegetative Nervensystem und unterliegt nicht unserer bewussten Steuerung. Bei körperlicher Anstrengung werden die Bronchien beispielsweise weit geöffnet, im Asthmaanfall sind sie dagegen eng gestellt und verkrampft.

Husten entsteht dann, wenn die Bewegung des Flimmerepithels gestört ist und nicht mehr ausreicht. Rezeptoren in der Schleimhaut nehmen mechanische, chemische oder entzündliche Reize wahr und melden die Situation an das Stammhirn. In diesem Fall kommen dann die Muskeln zu Hilfe; sie sind für größere Bewegung zuständig.

Die Hustenbewegung selbst wird letztlich durch die großen Atemmuskeln wie Zwerchfell und Zwischenrippenmuskulatur erzeugt. Diese Muskeln unterliegen unserer willkürlichen Kontrolle, wir können ja auch mit Absicht husten. Vielleicht kennen Sie auch Muskelkater nach längerem Husten oder nach längerem Lachen. Zunächst ist Husten aber ein sinnvoller Reflex zur Reinigung der Atemwege.

> Husten entsteht, wenn die Bewegung des Flimmerepithels gestört ist und die Muskeln zu Hilfe kommen – sie sind für größere Bewegung zuständig.

Zusammengefasst: Husten entsteht, wenn die Atemwegsschleimhaut gereizt wird und in ihrer Reinigungsfunktion überfordert ist. Der Körper versucht dann durch Muskeltätigkeit, eben Husten, die Störung zu entfernen.

Hustenbehandlung mit Heilpflanzen

Zur Differenzierung der vielen für die Hustenbehandlung zur Verfügung stehenden Heilpflanzen bieten sich diese Kategorien an:

- Die Schleimhaut zu trocken, typisch ist Reizhusten.
- Die Schleimhaut ist zu feucht, quasi überwässert, typisch ist reichlich Auswurf.
- Der Schleim ist zu zäh, typisch ist anfallsweiser Husten mit spärlichem Auswurf, dabei ist die Bronchialmuskulatur beteiligt und krampft, typisch für asthmatische Zustände.

Zu beachten ist, dass es natürlich fließende Übergänge gibt und beispielsweise trockener Husten später oft schleimig wird. Dennoch ist ein orientierendes Schema sehr hilfreich. Unabhängig von der Art des Hustens sollten immer potenzielle Erreger bekämpft werden, das heißt, auch in einer spezifischen Hustenteemischung werden immer antiviral bzw. antibakteriell wirkende Pflanzen vertreten sein.

Trockener Reizhusten In dieser Situation ist die Atemwegsschleimhaut zu trocken, die Drüsen produzieren zu wenig Schleim. Dadurch werden die Flimmerhärchen gereizt und der Hustenreiz versucht nun, Fremdkörper oder Erreger mechanisch zu entfernen. Meist handelt es sich um eine Rachen- oder Kehlkopfentzündung, die Bronchien können aber genauso betroffen sein. In gewisser Weise tritt diese Situation auch bei Staubexposition oder Rauchern auf. Typisch ist ein wiederkehrender Husten über den Tag, doch auch nachts kann trockener Husten quälend sein und den Schlaf stören. Dies passiert vor allem, wenn auch noch die Nasenatmung blockiert ist und durch Mundatmung die Schleimhäute trocken werden. Deshalb ist besonders auf eine gute Luftbefeuchtung zu achten. Eine weitere Möglichkeit, dies zu erreichen, ist ein Dampfbad mit Meersalzwasser bzw. die Inhalation von Meersalzwasser. In jedem Fall ist es wichtig, die Schleimhäute zu beruhigen und zu befeuchten.

An erster Stelle stehen daher Pflanzenschleime. Sie wirken reizlindernd und hustenberuhigend. Sie wirken im Rachenraum vor Ort und über die Darmschleimhaut auch reflektiv auf die Bronchien. Auch sanfte ätherische Öle, vor allem das entzündungswidrige Azulen (ein wunderschönes blaues Öl), sind hier hilfreich. Durch die ätherischen Öle wird zudem die Durchblutung, die Drüsentätigkeit und somit die Schleimproduktion angeregt.

> An erster Stelle bei der Behandlung von trockenem Reizhusten stehen Pflanzenschleime.

HEILPFLANZEN MIT PFLANZENSCHLEIMEN	WIRKUNG/ANWENDUNG
Eibischwurzel (auch die Blätter können verwendet werden) (Althaea officinalis)	• die klassische Schleimdroge bei Reizhusten; enthält bis zu 20 % Schleime, die Blätter bis zu 10 % • aktiviert und beruhigt das Immunsystem • keine Nebenwirkungen, auch für Kinder • als Tee einzeln oder in Mischung • Standardpräparat: Phytohustil® Sirup oder Lutschpastillen
Islandflechte oder **Isländisches Moos** (Cetraria islandica)	• sehr hoher Schleimanteil: über 50 % • außerdem antibakterielle Flechtensäuren • deutlich bitter, daher für Kinder nur bedingt geeignet • appetitanregend und kräftigend, leichte Anregung der Schilddrüse • als Tee in Mischungen • Standardpräparat: Islamoos® Halspastillen
Lindenblüten (Tilia cordata u. a.)	• bewährte Erkältungs- und Hustenpflanze • etwa 10 % Schleime, außerdem Farbstoffe, phenolische Säuren und etwas ätherisches Öl • wirkt schweißtreibend, hustenwidrig und sanft beruhigend • wohlschmeckend, daher für Kinder gut geeignet • als Tee einzeln oder in Mischung, eventuell mit gutem regionalem Imkerhonig gesüßt
Malvenblüten und -blätter (Wilde oder Wegmalve) (Malva sylvestris)	• typische Pflanze am Wegesrand • 6–8 % Schleime, 6–7 %, anthocyane Farbstoffe, die antioxidativ wirken und die Blütenfarbe bilden • als Tee
Huflattichblätter (Tussilago farfara)	• 6–10 % Schleime in Wildpflanzen; nur Pyrrolizidin-Alkaloid-freie (PA-freie) Züchtungen verwenden! • im Tee oder als Presssaft
Spitzwegerich (Plantago lanceolata)	• klassische Hustenpflanze • 2–6 % Schleime, daher keine reine Schleimdroge, sondern allgemeiner Natur • enthält Iridoidglykoside wie das antibakterielle Aucubin und reichlich Zink • wirkt antibakteriell, entzündungswidrig, immunmodulierend, entkrampfend • als Tee, Frischpresssaft oder in Standardpräparaten

HEILPFLANZEN MIT PFLANZENSCHLEIMEN	WIRKUNG/ANWENDUNG
Wollblumen/Königskerze (Verbascum thapsus)	• 3 % Schleime und Invertzucker • außerdem Aucubin und schleimlösende Saponine • wirkt reizmildernd, auswurffördernd und antibakteriell, schmeckt schleimig-süß • in Teemischungen gut als Kindertee geeignet
HEILPFLANZEN MIT SANFTEN ÄTHERISCHEN ÖLEN	WIRKUNG/ANWENDUNG
Schafgarbenblüten (Achillea millefolium)	• enthält wie die verwandte Kamille Azulen und ähnliche ätherische Öle, reizlindernd und entkrampfend • als Tee oder zum Einreiben als öliger Auszug
Lavendelblüten (Lavandula officinalis)	• enthält ein sanftes ätherisches Ölgemisch, wirkt entspannend und entkrampfend • in Teemischungen

Wenn Sie sich angesichts dieser Fülle an Heilpflanzen fragen, ob Sie nun ein Kräuterhaus aufmachen sollen, seien Sie beruhigt. In der Regel reicht Eibisch völlig aus, aber vielleicht haben Sie ja zu einer der genannten Pflanzen einen Bezug oder sie wächst in Ihrem Garten oder der Umgebung. Das Sammeln von Lindenblüten ist beispielsweise ein olfaktorisches Fest, sie riechen einfach wunderbar. Zur Reizlinderung kann auch einfach 1 EL Leinsamen mit einer Tasse heißem Wasser überbrüht werden. Dessen Schleime wirken reflexiv über die Darmschleimhaut ebenfalls reizlindernd, auch wenn Lein keine Hustenpflanze im eigentlichen Sinne ist.

Abschließend ein Tipp aus der Fülle der homöopathischen Mittel. Der homöopathisierte geröstete Badeschwamm Euspongia tosta hat sich besonders bei Reizhusten bewährt, der den Schlaf stört. Spongia D4 oder D6 stündlich 5 Globuli haben schon vielen meiner großen und kleinen Patientinnen eine zweite schlaflose Nacht erspart.

Bei schleimigem Husten helfen Heilpflanzen mit Saponinen und ätherischen Ölen.

Schleimiger Husten mit Auswurf Ist die Schleimhaut überwässert, befinden wir uns bildhaft gesprochen wieder in einem vorgeburtlichen Zustand: der Zeit, als unsere Atemwege noch mit Fruchtwasser gefüllt waren, mit anderen Worten in der Entwicklungsstufe, bevor wir das Meer verlassen hatten und für ein Leben in der Luft bereit waren. Der Körper ringt nun darum, die Schleimhäute zu trocknen, er versucht, den Schleim durch Husten loszuwerden. Auch Hitze, also Entzündung, ist als Versuch der Trocknung zu begreifen. In der Regel gelingt dies gut. Wichtig ist vor allem, darauf zu achten, dass sich der Schleim nicht verfestigt und zäh wird. Heilpflanzen mit Saponinen und mit ätherischen Ölen können hier gut Hilfe leisten.

Saponine (von sapo, lateinisch für Seife) sind Substanzen, die die Oberflächenspannung von Flüssigkeiten herabsetzen und dadurch Emulsionen bilden helfen. Der gleiche Prozess führt beim Abspülen dazu, dass fettige Teller mitmilfe von Spülmittel sauber werden. Pflanzliche Saponine helfen, Schleimhäute gleichsam zu säubern und in ihren ursprünglichen Zustand zurückzuführen. Bei einer Überdosierung oder zu starken Heilpflanzen kann die Schleimhaut stark gereizt werden und sogar bluten. Saponinpflanzen können also magenunfreundlich sein und verursachen einzeln getrunken mitunter ein Kratzen im Hals.

Ätherische Öle sind Substanzen mit hohem Wärmepotenzial, sie sind leicht flüchtig und daher für den Geruch der Blüten oder anderer Pflanzenteile, aber auch unserer Erkältungsbäder verantwortlich. Sie wirken in der Regel antiviral, antibakteriell und pilzwidrig. Ihre Wärmewirkung zeigt sich in der Verflüssigung von Schleim (die Bronchialdrüsen werden angeregt und bilden mehr dünnflüssiges Sekret) und der Entkrampfung der Muskulatur.

HEILPFLANZEN MIT SAPONINEN	WIRKUNG/ANWENDUNG
Efeublätter (Hedera helix)	• die klassische Saponinpflanze, bei Husten gut eingeführt und untersucht • bis zu 5 % Triterpensaponine, Flavonoide und Phenolcarbonsäuren, etwas ätherisches Öl • wirkt auswurffördernd und schleimverflüssigend, außerdem leicht entkrampfend • in Teemischungen • als homöopathische Hedera helix Urtinktur tropfenweise verdünnt einzunehmen • Standardpräparate: Prospan® und Hedelix® enthalten verdünnte Efeuauszüge, Bronchipret® eine Kombination mit Thymian
Süßholzwurzel (Glycyrrhiza glabra)	• sehr gut untersuchte Heilpflanze • enthält bis zu 15 % Triterpensaponine, u. a. Glycyrrhizinsäure, daneben verschiedene Pflanzenfarbstoffe, schmeckt süß (Lakritze) • wirkt magenfreundlich, auswurffördernd und schleimverflüssigend, antiviral, entzündungshemmend und entkrampfend • als Tee einzeln oder in Mischung, als Extrakt oder Fluidextrakt
Frühlings-schlüsselblume (Wurzel oder Blüten) (Primula veris)	• die Wurzel enthält bis zu 10 % Triterpensaponine, Phenole (u. a. Methylsalicylat) und Pflanzenfarbstoffe, die Blüten nur wenige Saponine, dafür mehr Farbstoffe • wirkt auswurffördernd und schleimverflüssigend • die Wurzel ist magenunfreundlich und kratzt im Hals und sollte daher nur in Teemischungen, am besten mit Schleimdrogen und nicht bei Kindern verwendet werden; hier bieten sich die sanften Blüten an (sie haben auch eine Wirkung gegen Kopfschmerzen) • als Tee oder Tinktur • in Sinupret® in Kombination mit anderen Heilpflanzen

HEILPFLANZEN MIT ÄTHERISCHEN ÖLEN	WIRKUNG/ANWENDUNG
Thymiankraut (Thymus vulgaris) **Quendelkraut** (Thymus serpyllum)	• eine der besten, weil universell einsetzbaren Hustenpflanzen überhaupt • enthält bis zu 2,5 % ätherische Öle mit dem Hauptbestandteil Thymol, außerdem Pflanzenfarbstoffe, phenolische Säuren, Bitterstoffe und Labiatengerbstoffe; Quendelkraut ist vergleichbar, aber weniger stark • wirkt antibakteriell, antiviral, pilzwidrig, auswurffördernd und entkrampfend • als Tee, Tinktur und Fluidextrakt • zum Gurgeln mit Salbei (Salviathymol®) • für Dampfbäder • in vielen Standardhustensäften und als Lutschpastillen • in Kombination mit Efeu in Bronchipret®
Eukalyptusblätter (Eucalyptus globulus)	• enthalten bis zu 3,5 % ätherische Öle, außerdem Pflanzenfarbstoffe, phenolische Säuern und Gerbstoffe • wirken antibakteriell und antiviral, außerdem schleimverflüssigend und entzündungshemmend • als Tee oder Tinktur • als Eukalyptusöl in vielen Erkältungsbalsamen und -bädern • in Gelomyrtol® • Eukalyptusöl darf bei Säuglingen und Kleinkindern nicht verwendet werden, da es einen Kehlkopfkrampf auslösen kann
Anisfrüchte (Pimpinella anisum)	• enthalten bis zu 5 % ätherische Öle, phenolische Säuren, Pflanzenfarbstoffe und fettes Öl • wirken entkrampfend und antibakteriell, außerdem verdauungsfördernd • zur Geschmacksverbesserung auch als Brotgewürz • als Tee oder Tinktur
Engelwurz (Angelica archangelica)	• auch Brustwurz genannt, eine beeindruckende Pflanze mit guter Wirkung auf die Atemwege, die zu Unrecht kaum bekannt ist • enthält viele ätherische Öle und Cumarine (pflanzliche Farbstoffe) • wirkt antibakteriell, entkrampfend und schleimlösend • als Tee oder standardisierte Tropfen • im Engelwurzbalsam nach Stadelmann auch für Säuglinge geeignet, um die Nase nachts frei zu halten

Krampfartiger anfallsweiser Husten, obstruktiv mit asthmatischer Tendenz Hier sind alle Situationen zusammengefasst, in denen zum einen die Bronchialmuskulatur beteiligt ist und tendenziell krampft und zum anderen der Hustenreiz sehr stark wird und die Atemmuskulatur stark beansprucht. Die Schleimhaut ist entzündet und der Schleim zäh und schwer zu bewegen. Das Hauptziel einer Behandlung ist jetzt die Entkrampfung. Gelingt dies, beruhigt sich der Husten, der Schlaf wird ungestörter und eine mögliche Atemnot verschwindet. In diesem Stadium ist es sinnvoll, sich medizinischen Rat einzuholen und entweder eine Heilpraktikerin oder Ärztin aufzusuchen, zumindest zur Absicherung.

> Wird der Husten krampfig und anfallsartig, ist es sinnvoll, medizinischen Rat einzuholen.

Pflanzliche Inhaltsstoffe, die hier zum Einsatz kommen, sind zum einen die bereits besprochenen ätherischen Öle. Durch ihre Wärmewirkung und die Anregung der Drüsentätigkeit wirken sie zum Teil deutlich entkrampfend. Eine zweite Inhaltsstoffgruppe sind die Alkaloide. Diese haben eine gewisse Giftigkeit und wirken in therapeutischer Dosis entkrampfend, überdosiert aber lähmend. Ich setze daher in der Regel homöopathische Tiefpotenzen von D2 bis D4 ein. Hier besteht eine ausreichende Wirksamkeit, aber keinerlei Vergiftungsgefahr. Auch bestimmte pflanzliche Farbstoffe wirken entkrampfend.

HEILPFLANZEN MIT ALKALOIDEN	WIRKUNG/ANWENDUNG
Schöllkraut (Chelidonium majus)	• enthält bis zu 1 % Alkaloide, u. a. Chelidonin und Berberin • wirkt antiviral und aufgrund der Alkaloide entkrampfend • im Tee sehr bitter • Anwendung beschränkt auf 5 % in Teemischungen und 0,35 g Tagesdosis, so ist eine Giftwirkung sicher ausgeschlossen • in Teemischung mit anderen Hustenpflanzen sehr hilfreich

Weitere alkaloidhaltige Pflanzen, die wegen ihrer Giftigkeit nur homöopathisch einzusetzen sind: Indianertabak (Lobelia inflata), Brechwurzel (Carapichea ipecacuanha), Stechapfel (Datura stramonium), Tollkirsche (Belladonna), Bilsenkraut (Hyoscyamus niger), Eisenhut (Aconitum napellus). Einige werden weiter unten noch besprochen.

HEILPFLANZEN MIT ÄTHERISCHEN ÖLEN UND ANDEREN INHALTSSTOFFEN	WIRKUNG/ANWENDUNG
Zahnstocher-Ammei-Früchte (Ammi visnaga)	• enthalten ätherische Öle, vor allem aber Pflanzenfarbstoffe wie Khellin und Visnadin, die stark entkrampfen • bei obstruktiver Bronchitis und Asthma • in Teemischung oder homöopathisch als D2 (stündlich 5 Globuli)
Grindelie (Grindelia robusta)	• enthält ätherische Öle und davon abgeleitete Harze, außerdem Triterpensaponine und weitere Wirkstoffe • bewährt bei zähem Schleim, der die Bronchien verlegt und zur Verkrampfung führt, schleimlösend, auswurffördernd, entkrampfend • in Teemischungen oder in homöopathischen Komplexmitteln
Andornkraut (Marrubium vulgare)	• enthält etwas ätherisches Öl und davon abgeleitete Stoffe, sehr bitter • wirkt sehr gut auf chronische Katarrhe und Verschleimungen • als Tee und Tinktur
Schafgarbenblüten (Achillea millefolium)	siehe Seite 81
Thymiankraut (Thymus vulgaris)	siehe Seite 84
Anisfrüchte (Pimpinella anisum)	siehe Seite 84
Engelwurz (Angelica archangelica)	siehe Seite 84

Wohlschmeckender allgemeiner Hustentee

MENGE	HEILPFLANZE	WIRKUNG
5 g	Schafgarbenblüten (Millefolium Flores)	entkrampfend, reizlindernd
10 g	Thymiankraut (Thymus vulgaris Herba)	antibakteriell, antiviral, pilzwidrig, auswurffördernd und entkrampfend
10 g	Süßholzwurzel (Liquiritia Radix)	auswurffördernd, schleimverflüssigend, antiviral, entzündungshemmend, entkrampfend
15 g	Lindenblüten (Tilia Flores)	reizlindernd, beruhigend, wohlschmeckend
15 g	Anisfrüchte (Anisum Fructus)	geschmacksverbessernd, antiviral und entkrampfend durch ätherische Öle
15 g	Ingwerwurzelstock (Zingiberis Rhizoma)	antibakteriell, antiviral, entzündungshemmend, erwärmend
30 g	Spitzwegerichkraut (Plantago lanceolata Herba)	hustenwidrig, schleimhautpflegend, stabilisierend durch Kieselsäure und Zink

1 EL pro Tasse überbrühen und etwa 20 Minuten zugedeckt ziehen lassen. Nicht süßen, höchstens regionalen Honig vom Imker des Vertrauens verwenden.
Dieser Tee kann durch weitere Heilpflanzen um spezifische Aspekte ergänzt werden. Ihrer Kreativität sind keine Grenzen gesetzt. Er sollte wenigstens 3 x und kann bis zu 5 x täglich getrunken werden. Die Kombination mit anderen Maßnahmen oder Mitteln ist sinnvoll.

An dieser Stelle möchte ich Ihnen mein Lieblingshausmittel für Husten verraten. Ich greife immer dann zu diesem Rezept, wenn der Verlauf zäh wird und der Husten trotz gut gewählter Mittel nicht weichen will. Der Hustensaft bringt dann oft die entscheidende Wendung. Diese Erfahrung können viele meiner Patientinnen bestätigen.

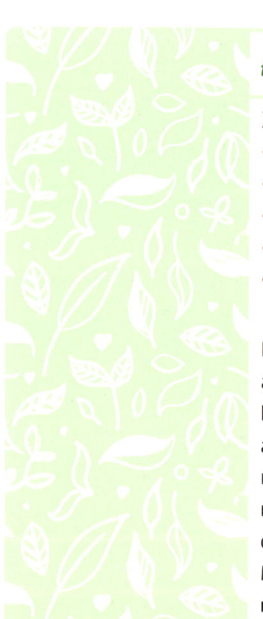

Hustensaft zum Selbermachen

Zutaten:

- 2 kleine scharfe Zwiebeln aus biologischem Anbau
- 250 ml Wasser
- 1 EL Salbeikraut
- 1 EL Thymiankraut
- 1–2 EL guten Imkerhonig

Die Zwiebeln hacken und im Wasser mit geschlossenem Deckel kurz aufkochen. Die Kräuter hinzufügen und mit geschlossenem Deckel eine halbe Stunde ziehen lassen. Den Honig zugeben, gut umrühren und dann abseihen. Der fertige Hustensaft kann maximal fünf Tage im verschlossenen Schraubdeckelglas im Kühlschrank aufbewahrt werden. Die Menge reicht für diese Zeit und der Husten ist dann in den allermeisten Fällen ohnehin verschwunden.

Mehrmals täglich 2–3 TL einnehmen. Der Geschmack ist etwas gewöhnungsbedürftig, aber die Wirkung stellt sich recht schnell ein.

Hustenbehandlung mit Homöopathie

Einzelmittel

ART DES HUSTENS	MITTEL	WIRKUNG/ANWENDUNG
allgemeiner Husten mit Schleim und Schnupfen	Schüßler-Salz Nr. 10 Natrium sulfuricum D6	• sehr allgemeines Hustenmittel, vor allem wenn viel Schleim vorhanden ist; entwässert und entgiftet • 5 x täglich 1 Tablette lutschen
trockener Reizhusten stört den Schlaf	Spongia D4 oder D6 (Euspongia tosta, Badeschwamm)	• wirkt deutlich reizlindernd • stündlich 5 Globuli über einen Tag verringert den Hustenreiz in der nächsten Nacht meist deutlich; meist ist dann der Husten deutlich anders und weitere Mittelgaben sinnlos oder deutlich niedrigfrequenter für 1–3 weitere Tage nötig • Versuch bei Pseudokrupp (siehe Seite 91)
plötzlich einsetzender Infekt mit Husten und Fieber, oft nach Wetterwechsel	Aconitum D6 (Aconitum napellus, Eisenhut)	• Eisenhut ist eine der giftigsten Pflanzen unserer Breiten, in homöopathischer Verdünnung jedoch ein hervorragendes Mittel bei plötzlich auftretenden bedrohlichen Situationen; oft als „Schreckmittel" im Anfangsstadium eingesetzt • bei Husten mit Fieber, auch bei Pseudokrupp hilfreich • akut stündlich 5 Globuli, nach Besserung seltener
starker Husten mit zähem Schleim und Brechneigung/ allgemeine Übelkeit	Ipecacuanha D6	• Brechwurzel (Carapichea ipecacuanha), ein Rötegewächs aus Süd- und Mittelamerika, enthält bis zu 4 % Alkaloide und erregt Brechreiz • sehr hilfreich bei zähem Schleim und Husten mit Erbrechen • 5 x täglich 5 Globuli
starker Husten sofort beim Hinlegen Keuchhusten Hustenanfälle	Drosera D2	• Sonnentau ist eine fleischfressende Pflanze unserer Hochmoore und steht unter Naturschutz, als Teedroge einsetzbar, aber sehr teuer, deshalb Verwendung als D2-Globuli oder homöopathische Urtinktur • stündlich 5 Globuli, bei Besserung seltener

Komplexmittel

HOMÖOPATHISCHE KOMPLEXMITTEL	INHALTSSTOFFE	WIRKUNG/ANWENDUNG
Pulmonaria S (Nestmann) (enthält 55 % Alkohol)	Yerba Santa D3 Aralia racemosa D3 Allium sativum D3 Ipecacuanha D3	• wirkt entkrampfend, schleimlösend und entzündungshemmend • 5 x täglich 15 Tropfen in heißem Wasser auflösen: Alkohol verdampft
Yerba Santa F Komplex (Nestmann) (enthält 59 % Alkohol)	Yerba santa D3 Anisum D4 Sanguinaria D6 Cactus D2 Ipecacuanha D4 Drosera D2 Pimpinella alba D2 Sulfur D6 Spongia D4 Lobelia inflata D4	• ein wichtiges Mittel, wenn Atemnot droht • entkrampft und verbessert die Sauerstoffversorgung, dennoch sollten Sie in solchen Fällen medizinischen Rat einholen • 5 x täglich 10 Tropfen • in akuten Situationen für kurze Zeit auch bis zu viertelstündlich, bis Besserung eintritt
Tartarus stibiatus comp. (Weleda)	Quarz D12 Tartarus stibiatus D6	• gut wirksam bei Bronchitis, vor allem, wenn es „eng" wird • 5 x täglich 1 Messerspitze des Pulvers
Bronchikatt (Kattwiga)	Drosera D4 Ipecacuanha D4 Kalium chloratum D4 Kalium jodatum D4 Kreosotum D4	• gut wirksam bei Bronchitis, vor allem, wenn es „eng" wird • 5 x täglich 1 Tablette

Honig wirkt Wunder

Ein guter regionaler Honig, am besten in Demeter-Qualität, wirkt antiviral, antibakteriell und schleimlösend. Bestimmt finden Sie in Ihrem Wohnumfeld einen Imker. Es muss nicht der teure Manukahonig sein, von dem sechsmal mehr verkauft als produziert wird. Erfahrungsgemäß wirken die Pflanzen aus Ihrer Umgebung, deren Nektar die Bienen ja sammeln, sehr viel spezifischer als der noch so tollste Importhonig – auch wenn bio drauf steht. Von den Mischungen aus EU- und Nicht-EU-Honigen, die der Standardsupermarkt anbietet, ganz zu schweigen. Lutschen Sie 2–3 x am Tag, vorzugsweise abends vor dem Zähneputzen, langsam 1 TL Honig pur.

Weitere Möglichkeiten:
* bei trockenem Reizhusten: heiße Milch mit Honig oder alternativ Lindenblütentee mit Honig
* bei Fieber: heißer Holundersaft mit Honig
* zur Schleimlösung: Zwiebel- oder Rettichsaft mit Honig (Geschmacksprädikat „Geht so")

Pseudokrupp

Pseudokrupp, auch stenosierende Laryngotracheitis genannt, ist eine Entzündung des Kehlkopfes unterhalb der Stimmritze. Dabei kommt es zur Schwellung der Schleimhaut, wodurch der Atemweg verengt wird. Dies löst die charakteristischen Symptome Heiserkeit, Husten und möglicherweise Atemnot aus.

Pseudokrupp kann durch unterschiedliche Viren verursacht werden und ist ein häufiger Begleiter viraler Infektionen. Betroffen sind vor allem Säuglinge und kleine Kinder, bei denen die Atemwege einfach noch sehr eng sind. Deshalb kommt es häufiger zu Atemnot. Die Krankheit begrenzt sich in der Regel selbst, ist aber dennoch zumindest beim ersten Mal erschreckend, und natürlich sind gefährliche Verläufe nie auszuschließen, vor allem bei allergisch oder gar asthmatisch vorbelasteten Kindern. Meist

ist es aber so, dass das Kind bei Ankunft in der Notaufnahme aufgrund der frischen Luft schon wieder gut beieinander ist und die besorgten Eltern nur ein Stirnrunzeln des Personals ernten.

Es gibt aber auch schwere Verläufe, die Cortisongaben oder weitere schulmedizinische Maßnahmen erforderlich machen. Dies ist aber glücklicherweise nur sehr selten der Fall. Mit dem Wachstum nimmt die Erkrankungshäufigkeit und Schwere schnell ab, denn der Durchmesser der Atemwege ist dann so groß, dass die Schwellung keine Atemnot mehr bewirken kann.

Schwere Verläufe, die Cortisongaben erforderlich machen, kommen glücklicherweise nur sehr selten vor.

Pseudokrupp tritt in der Regel nachts auf. In dieser Zeit ist die körpereigene Cortisonproduktion am geringsten. Die wichtigste Maßnahme ist es, Ruhe zu bewahren, denn je weniger Angst alle Beteiligten haben, desto geringer ist der Sauerstoffverbrauch. Außerdem wirkt frische kalte Luft abschwellend. Ich kann mich noch gut an die eine oder andere Nacht auf dem Balkon erinnern. Ich hatte meinen Sohn in einer Decke im Arm, wir atmeten gemeinsam ruhig und ich erzählte eine Geschichte. Wichtig ist die Konzentration auf die Ausatmung, die Einatmung geschieht von alleine. Meist kam es dann bald zu einem Husten und die Atemnot war wieder verschwunden. Natürlich sind wir beim ersten Mal ins Krankenhaus gefahren, und das sollten Sie im Zweifelsfall immer tun, schließlich weiß man nie, wie der Verlauf sein wird.

Besonders wenn die Atemnot stärker wird und das Kind den Zwischenrippenbereich wie einzieht, ist eine medizinische Kontrolle wichtig. Hier gilt dann: besser einmal zu viel als zu wenig geschaut. In der Regel ist aber die Balkonvariante, vor allem, wenn Sie den Verlauf bei Ihrem Kind schon kennen, die bessere, weil stressfreiere und selbstwirksame Lösung.

In meiner Praxis haben sich zwei Mittel bewährt, die Sie einzeln oder im Wechsel geben können. Da es sich hier um ein Anfallsgeschehen handelt, erfolgt die Mittelgabe ganz oft, ruhig alle fünf bis zehn Minuten und dann nach Besserung seltener:

- Erste Wahl ist Aconitum D6. Der blaue Eisenhut ist eine stark giftige Pflanze aus der Familie der Hahnenfußgewächse und definitiv nicht für einen Tee geeignet. In der homöopathischen Zubereitung wirkt er aber hervorragend auf alle Situationen, in denen einem „vor Schreck die Luft wegbleibt".
- Spongia D4 oder D6 ist ebenfalls häufig hilfreich. Der Badeschwamm charakterisiert sich durch seine Wasserbindungsfähigkeit, stellt also im homöopathischen Umkehrbild die Schwellung der Schleimhaut dar. Typisches Symptom ist trockener Husten, der den Schlaf stört.

Geben Sie jeweils 3 Globuli mit Ruhe und Gelassenheit. Das Kind erlebt es dann als Zuwendung und erfährt die elterliche Sicherheit, die es in so einem Moment braucht.

Wenn Ihr Kind zu Pseudokrupp neigt, können Sie beide Mittel in Ihre Hausapotheke aufnehmen, sie wirken in der Regel recht zuverlässig. Entweder Sie entscheiden sich für eines oder geben beide im Wechsel; beide Vorgehensweisen sind sinnvoll. Eleganter wäre es natürlich, das „richtige" Mittel zu finden, also das für Ihr Kind optimale, aber das spielt morgens um 2 Uhr zunächst nicht die wichtigste Rolle.

(H)RSV – das (Humane) Respiratorische Synzytial-Virus

Dieses Virus hat mir schon den einen oder anderen Anruf besorgter Eltern beschert. Leider kommt es immer wieder vor, dass gerade Säuglinge oder kleine Kinder mit dieser Infektion aufgrund von Atemnot ins Krankenhaus müssen. Es ist deshalb meine gängige Praxis, dass mich Eltern im Notfall auch am Wochenende erreichen können. Durch rechtzeitige naturheilkundliche Behandlung lassen sich schwere Verläufe in der Regel vermeiden. Mir ist es lieber, zumindest kurz zu telefonieren, anstatt dann Tage später die Hiobsbotschaft zu erhalten. Selbstredend veranlasse ich gegebenenfalls selbst das Aufsuchen der Klinik.

RSV ist ein umhülltes RNA-Virus aus der Familie der Pneumo-viridae oder Paramyxoviridae. In dieser Familie finden sich auch die Erreger von Masern, Mumps und Pseudokrupp. Das Virus ist ziemlich ansteckend und wird durch Tröpfchen, Aerosole oder Schmierinfektion übertragen.

RSV infiziert die Atemwege, und zwar das Flimmerepithel, also die oberste Schicht der Atemwegsschleimhaut. Es löst Schnupfen, Husten, Bronchitis und Mittelohrentzündung, häu-fig auch Fieber aus. Letztlich ist es ein typisches Erkältungs-virus. Man nimmt an, dass etwa 50 Prozent der Kinder im ersten Lebensjahr und nahezu alle bis zum Ende des zweiten eine RSV-Infektion durchmachen. In der Regel sind die Ver-läufe also eher leicht. Es entsteht zwar keine vollständige Immu-nität, aber folgende Infektionen sind in der Regel unproblema-tisch.

Atemnot ist ein sicheres Zeichen für einen schweren Verlauf, der medizinische Hilfe erforderlich macht.

Gefährlich wird es vor allem bei Säuglingen, wenn sich die kleinsten Verästelungen der Atemwege entzünden. Man spricht dann von Bronchiolitis. Durch die Entzündung verengen sich die Bronchiolen und es kommt zu Atembeschwerden und vermin-derter Sauerstoffaufnahme. Auch das Trinken wird erschwert, weshalb Flüssigkeitsmangel entstehen kann. Zeichen für einen schweren Verlauf mit Sauerstoffmangel sind Blässe oder gar bläu-liche Färbung der Lippen, schnelle Atmung mit Beteiligung der Nasenflügel und Einziehen unterhalb des Rippenbogens und zwi-schen den Rippen. Mit anderen Worten, das Kind ringt um Luft. Tritt noch Schlappheit und Trinkschwäche hinzu, ist medizini-sche Hilfe dringend erforderlich.

Schulmedizinisch beschränkt sich die Behandlung auf eine Beobachtung im Krankenhaus. Wichtigste Kriterien sind dabei die Sauerstoffsättigung im Blut und die Trinkmenge. Notfalls wird Sauerstoff gegeben und sogar beatmet, mit Infusionen kann der Flüssigkeitsmangel ausgeglichen werden. All diese Möglich-keiten sind ein echter Segen.

Naturheilkundlich versuchen wir die Erkrankung im Anfangsstadium zu behandeln, dabei interessiert die Familienzugehörig-
keit des Erregers nicht. Wichtig ist es dabei, Fieber als Teil der
Lösung, nicht als Problem zu begreifen. Näheres dazu finden Sie
auf Seite 33. Des Weiteren empfiehlt sich die frühzeitige Allgemeinbehandlung bei Erkältungskrankheiten je nach hervor-
stechenden Symptomen, siehe hierzu die Abschnitte über
Schnupfen (Seite 52), Mittelohrentzündung (Seite 66) und Hus-
ten/Bronchitis (Seite 74).

Zwei wichtige und hilfreiche Mittel seien an dieser Stelle aber
ausdrücklich empfohlen, sie konnten schon Hospitalisierungen
vermeiden helfen: Bei Atemnot können Sie Tartarus stibiatus
comp., ein Pulver von Weleda, verwenden. Am Anfang häufige
Gaben bis viertelstündlich eine Messerspitze, bei Besserung dann
seltener. Diese Darreichung hat den Vorteil, dass sie auch Säuglingen gegeben werden kann.

Trinkt das Kind zu wenig oder gar nicht, sorgen Sie unbedingt
dafür, dass die Nasenatmung frei ist, denn Brusttrinken mit ver-
stopfter Nase ist fast unmöglich. Das regelmäßige Absaugen von
Sekret (notfalls einfach mit dem Mund) ist der Anwendung ab-
schwellender Nasentropfen vorzuziehen. Diese sollten nur zur
Not und so kurz wie möglich verwendet werden (siehe Seite 55).

Besteht die Gefahr der Austrocknung, die sich in allgemeiner
Schwäche, Tränenlosigkeit und verringerter Hautspannung äu-
ßert, ist ein Einlauf eine gute Möglichkeit, dem Kind Flüssigkeit
zuzuführen. Der Dickdarm resorbiert die Flüssigkeit vollständig
und die Kinder gewinnen schnell an Kraft zurück wie eine welke
Zimmerpflanze nach dem Gießen. Verwenden Sie einfach ein
Klistier und geben Sie ein bis mehrmals, je nach Alter des Kindes
und beobachtetem Effekt, zwischen 150 und 250 ml Flüssigkeit.
Ideal ist ein körperwarmer dünner Kamillentee, der durch etwas
Salz isotonisch gemacht wurde. Isotonische Flüssigkeiten enthalten dieselbe Menge Salz wie die Körperflüssigkeiten, nämlich

0,9 Prozent, und bringen daher nichts durcheinander. Das sind 9 g Salz auf einen Liter, was nicht sehr salzig schmeckt, in etwa so wie Tränen.

Virale Lungenentzündung

Eine Lungenentzündung oder Pneumonie ist eine Entzündung des Lungenfunktionsgewebes selbst. Bei einer Bronchitis sind nur die Atemwege betroffen und mitunter verlegt, dadurch kann der Transport der Atemluft erschwert sein. Jetzt sind die Lungenbläschen betroffen, das heißt, der Gasaustausch wird behindert (typische Pneumonie). Sitzt die Entzündung mehr in der stabilisierenden Umgebung der Lungenbläschen, dem Bindegewebe, spricht man von atypischer Pneumonie. Geschätzt sind etwa 90 Prozent der ambulant erworbenen und dann klinikpflichtigen Lungenentzündungen bakteriellen Ursprungs. Man kann aber in vielen Fällen von einer viralen Vorschädigung ausgehen, die den Bakterien den Weg geebnet hat. Die Übergänge sind also fließend.

Generell sind die Ursachen und die Entstehung vielfältig. Die klinische Diagnose ist meist eindeutig, ein Erregernachweis aber oft schwierig, und auch der Röntgenbefund und die körperliche Untersuchung, also das Abhören, bieten meist keine eindeutige Erklärung. Die Einteilung erfolgt daher eher nach dem klinischen Bild. Grob unterscheiden lassen sich akute und chronische Verläufe. Als Erreger kommen verschiedene Bakterien, z. B. Pneumokokken (Streptococcus pneumoniae) in Frage. Die Verläufe sind dann meist heftiger mit hohem Fieber, Schüttelfrost, schleimigem Husten und Entzündungszeichen im Blutbild. Der Abhörbefund ist charakteristisch, wir sprechen daher auch von einer typischen Pneumonie.

Durch die Impfung gegen Pneumokokken und den Einsatz von Antibiotika geht diese Form langsam zurück, ist aber immer noch für einen Großteil der Krankenhauseinweisungen verantwortlich. Im Allgemeinen, im Bereich der Kinderheilkunde und bei den ambulanten Lungenentzündungen sind dagegen die sogenannten atypischen Pneumonien auf dem Vormarsch. Hier handelt es sich um virale Entzündungen, die häufig durch Influenza- oder Parainfluenzaviren ausgelöst werden. Hier ist der Verlauf meist weniger heftig, was auch daran liegt, das sich mehr das Lungenzwischengewebe entzündet. Bakterielle Superinfektionen sind aber möglich.

Ursache kann ein absteigender Infekt sein, das bedeutet, die Entzündung „wandert" vom Nasenrachenraum über die Bronchien bis in die Lunge. Ein solcher Verlauf ist z. B. für SARS-CoV-2 typisch. Wir sprechen aufgrund der Entwicklung von einer Bronchopneumonie. Manche Viren können aber auch direkt die Lunge befallen.

Eine Lungenentzündung ist sicher in einem Bereich jenseits der Selbstbehandlung. Sie sollten in jedem Fall eine Diagnose einholen und sich bei einem erfahrenen Heilpraktiker oder einer erfahrenen Schulmedizinerin behandeln lassen. Im Extremfall wird sie auch über eine Klinikeinweisung entscheiden. Die folgenden Empfehlungen können Sie dennoch unterstützend umsetzen:

> Eine Lungenentzündung sollte in jedem Fall von einer erfahrenen Heilpraktikerin oder Schulmedizinerin behandelt werden.

Zunächst empfiehlt es sich, den im Abschnitt „Bronchitis" vorgeschlagenen breit wirkenden Hustentee zu verwenden (siehe Seite 87). Wichtig ist es, diesen mit kieselsäurehaltigen Pflanzen zu ergänzen. Diese Pflanzen stärken zum einen die Abwehr, zum anderen die Struktur der Lungen. Fügen Sie der genannten Mischung jeweils 25 g Schachtelhalm und Vogelknöterichkraut hinzu. Von dieser Mischung trinken Sie mindestens 3, besser 5 Tassen täglich. 1 EL der Mischung auf eine große Tasse überbrühen und 20 Minuten zugedeckt ziehen lassen.

- Bei Atemnot ist Tartarus stibiatus comp. von Weleda ein sehr gutes Mittel. Sie können bis zu viertelstündlich eine Messerspitze des Pulvers einnehmen, bei Besserung reduzieren Sie die Frequenz.

- Sehr hilfreich ist auch der Ingwerwickel (siehe unten). Die Enge im Brustkorb wird sofort deutlich besser. Die Anwendung kann 2- bis maximal 3 x täglich erfolgen und ist quasi ein Muss, will man Klinikeinweisungen vermeiden. Sie wird auch von Kindern gerne angenommen.
- Bei dem meist vorhandenen Fieber empfiehlt es sich, auf fiebersenkende Mittel zu verzichten und Fieber als Teil der Lösung zu begreifen. Eine Kreislaufstütze kann dabei erforderlich sein, dafür ist ein gut eingeführtes Weißdornpräparat, z. B. Crataegutt® geeignet. In leichteren Fällen kann bereits Weißdorntee sehr hilfreich sein, dieser kann auch der oben vorgeschlagenen Mischung beigefügt werden. Alternativ kann bei kleinen Kindern Crataegus D2 als Globuli gegeben werden.
- Als homöopathisches Mittel empfiehlt sich die zweistündige Gabe von Aconitum D12, jeweils 5 Globuli. Der verarbeitete Eisenhut ist bei hohem Fieber mit Husten und Lungenbeteiligung gut wirksam, insbesondere bei plötzlichen Verläufen.
- Eine Alternative zu Antibiotika ist das schon öfter erwähnte Angocin® Antiinfekt in höherer Dosierung (5 x 4 Tabletten bei Erwachsenen). Für Kinder sind die Tabletten leider in der Regel zu groß. Hier kann auf die Urtinktur der im Mittel enthaltenen Kapuzinerkresse zurückgegriffen werden (Tropaeolum majus Urtinktur). Mehrmals täglich 5 Tropfen sind eine gute Dosis, die allerdings von manchen Kindern wegen des Geschmacks verweigert wird.

Weitere Möglichkeiten der Behandlung entnehmen Sie bitte auch den Abschnitten über Bronchitis, (H)RSV-infektion, Grippe und SARS-CoV-2.

Ingwerwickel

Sie kennen Ingwer vermutlich als wärmende Pflanze für die innere Anwendung als Tee oder auch in der Küche als Gewürz. Großartig ist aber auch die äußere Anwendung als Ingwerwickel. Bei Atemwegserkrankungen, vor allem wenn es im Brustkorb eng wird, also bei tief sitzender Bronchitis, krampfigem Husten und sogar Lungenentzündung, ist er sehr hilfreich. Schon oft konnte ich großen und kleinen Patienten und Patientinnen damit gut helfen. Die Möglichkeit, etwas Praktisches zu tun, ist ja für sich schon ein Segen. Der Ingwerwickel schafft nun direkt und spürbar Erleichterung und öffnet den Brustkorb, manchmal sogar auf einer seelischen Ebene. Nicht von ungefähr ordnet die traditionelle chinesische Medizin der Lunge die Trauer zu.

Die Anwendung ergänzt Heilpflanzen und Naturheilmittel perfekt und kann 1–2 x täglich angewendet werden. Meist reicht jedoch eine Anwendung, um dem Krankheitsgeschehen eine positive Wendung zu geben.

> Der Ingwerwickel schafft direkt und spürbar Erleichterung und öffnet den Brustkorb.

Sie brauchen:

- ein etwa daumengroßes Stück frischen Bio-Ingwer, den Sie in jedem Naturkostladen bekommen
- ein etwa 500 ml Schraubdeckelglas mit sicher schließendem Deckel
- eine Schüssel mit zwei bis drei Liter Fassungsvermögen
- eine kuschlige Wolldecke als Außentuch
- ein größeres Baumwolltuch oder Laken als Zwischentuch
- ein dünneres Baumwolltuch, z. B. ein fadenscheinig gewordenes Laken oder ein Spucktuch von den Kindern als Innentuch. Dieses Innentuch wird auf die Größe des Brustkorbs zurechtgeschnitten. Der Brustkorb muss damit von unter den Achseln bis zu den Rippenbögen und einmal um den Körper herum vollständig zu bedecken sein, also vorne und hinten.
- ein Baumwollgeschirrhandtuch als Wringtuch

Aufbau des Wickels:

- Der Wickel ist nach dem Zwiebelprinzip in Schichten aufgebaut. Die Wolldecke liegt auf der Unterlage und ist so groß, dass sie abschließend um die erkrankte Person herumgelegt werden kann.
- Darauf wird das Zwischentuch gelegt. Es dient vor allem dem Schutz der Wolldecke, hält die Feuchtigkeit innen und schafft so eine „Dampfatmosphäre" im Innern.
- Das Innentuch ist der Träger des Wirkstoffs, also des Ingwersuds. Es passt von der Größe einmal um den Brustkorb herum und sollte möglichst eng und faltenfrei angelegt werden.

Durchführung:

- Schaffen Sie eine Wohlfühlatmosphäre, einen gut gelüfteten warmen Raum, in dem die erkrankte Person liegen kann.
- Schneiden Sie den Ingwer in kleine Stücke oder dünne Scheiben und geben Sie diese in das Schraubdeckelglas.
- Überbrühen Sie den Ingwer mit kochendem Wasser und schließen Sie den Deckel, damit der Sud ziehen kann, ohne dass flüchtige Inhaltsstoffe verdampfen.
- Bereiten Sie das Lager oder Bett vor. Die Wolldecke liegt zuunterst, dann das Zwischentuch.
- Üben Sie einmal „trocken". Arbeiten Sie zügig, aber ohne Stress. Das Innentuch kommt direkt auf die nackte Haut und sollte von der Größe her gut passen. Es wird in der Vorbereitung von beiden Seiten zur Mitte hin aufgerollt. Die kranke Person sitzt auf dem Bett, das Innentuch wird vom Rücken beidseits nach vorn um den Brustkorb gelegt und dabei abgerollt. Achten Sie auf möglichst faltenfreien Sitz. Sobald der Rücken bedeckt ist, hinlegen.
- Ist der Brustkorb auch vorn bedeckt, ziehen Sie das Innentuch fest an den Körper. Dann schlagen Sie das Zwischentuch ebenfalls eng herum und schließlich die Wolldecke.

- Der Sud sollte jetzt mindestens 20 Minuten gezogen haben. Gießen Sie ihn in die Schüssel und fügen Sie noch ein bis zwei Liter sehr heißes Wasser hinzu.
- Schlagen Sie nun das Innentuch in das Wringtuch ein, sodass dieses mittig zu liegen kommt und vollständig umschlossen ist. Das hat zwei Vorteile: a) Sie können das Innentuch im Ingwersud tränken, ohne dass Ingwerstückchen daran hängenbleiben, die unangenehm wären, b) Sie haben an beiden Enden das Wringtuch zum Greifen, ohne mit dem heißen Wasser in Kontakt zu kommen, und können so das Innentuch eine ganze Weile im heißen Ingwerwasser schwenken. Dann wringen Sie das Innentuch mit dem Wringtuch aus, sodass es nur noch gut feucht, aber nicht mehr nass ist.
- Nun gilt es zügig zu arbeiten, damit das Innentuch nicht abkühlt. Rollen sie es beidseitig auf. Prüfen Sie gemeinsam die Temperatur am Rücken. Das Tuch sollte so warm aufgelegt werden wie möglich, aber nicht zu heiß. Legen Sie dann den Wickel wie oben beschrieben an.
- Die kranke Person verbleibt etwa eine halbe Stunde darin; sollte sie einschlafen, bis zum Aufwachen.
- Wichtig ist es, danach den Oberkörper mit einem lauwarmen, feuchten Lappen abzureiben.
- Dann erfolgt die Nachruhe im frischen Bett.

Dieser Wickel kann bis zu 2 x täglich wiederholt werden. Der Aufwand ist geringer, als die lange Beschreibung vermuten lässt, und der Effekt wirklich enorm. Ich habe schon eine Reihe von sehr ernsten Situationen damit deutlich entschärfen können.

Erkältung, echte Grippe oder Covid-19?

Die folgende Tabelle bietet einen orientierenden Überblick, der Ihnen hilft herauszufinden, welche Erkrankung vorliegen könnte. Bei allen ernsteren Symptomen oder starkem Krankheitsgefühl suchen Sie bitte professionelle Hilfe auf. Die in diesem Ratgeber vorgeschlagenen Maßnahmen können Sie dessen ungeachtet sofort anwenden.

Welche Erkrankung liegt vor?

SYMPTOM	HEUSCHNUPFEN (ALLERGISCHE RHINO-SINUSITIS)	GRIPPALER INFEKT/ ERKÄLTUNG	ECHTE GRIPPE/ INFLUENZA	COVID-19 („CORONA")
Fieber	o	o	+++	+++
Husten	+	++	+++	+++
Atemnot	o	o	o	+
Schnupfen/laufende Nase	+++	+++	+	+
Niesen	+++	+++	o	o
Geruchsverlust	o/+	o	o	++
Halsschmerzen	o	+++	+	o
Muskel- und Gliederschmerzen	o	+++	+++	+
Kopfschmerzen	o	+	+++	+
Erschöpfung	o	+	+++	++
Durchfall	o	o	+	+
Augenjucken	++	o	o	o
schweres Krankheitsgefühl	o	+	+++	+++

Erläuterung: +++ = häufig, ++ = weniger häufig, + = manchmal, o = (sehr) selten

Zusammenfassend lässt sich sagen, dass echte Grippe und Covid-19 spürbar schwerere Erkrankungen sind, auch wenn es natürlich leichte Verläufe gibt. Insbesondere Geruchsverlust legt den Verdacht einer Covid-19-Erkrankung nahe, dagegen sind Gliederschmerzen eher typisch für Influenza.

Die echte Grippe oder Influenza

Wenn wir im umgangssprachlichen Gebrauch „Grippe" sagen, handelt es sich meist um einen grippalen Infekt. Die echte Grippe ist eine schwere und bei Vorerkrankten lebensbedrohliche Infektion. Da die auslösenden Grippeviren (vor allem Influenzavirus A und B) mutieren, werden die Impfstoffe jedes Jahr leicht angepasst. Die echte Grippe ist eine recht häufige Erkrankung, die sich in manchen Jahren zur Epidemie ausweitet. Typische Erkrankungszeit ist der Winter, die meisten Fälle treten von Oktober bis März auf.

> Die echte Grippe ist eine schwere und bei Vorerkrankten lebensbedrohliche Infektion.

Wie bei fast jeder Viruserkrankung kommt es zu sehr unterschiedlichen Ausprägungen des Krankheitsgeschehens. Es gibt den asymptomatischen Fall genauso wie nur leichte, nicht von Erkältungen zu unterscheidende Verläufe. Bei geschätzt einem Drittel der Infizierten kommt es aber zu einer schweren Erkrankung, die auch Wochen danach noch spürbare Folgen hat. Die Symptomatik ist durch massives Krankheitserleben, hohes Fieber und Schmerzen charakterisiert. In dieser Situation kommt der Rekonvaleszenz eine große Bedeutung zu. Die folgende Tabelle gibt einen Überblick zur groben Unterscheidung zwischen Influenza und grippalem Infekt.

SYMPTOMATIK	INFLUENZA (ECHTE GRIPPE)	ERKÄLTUNG (GRIPPALER INFEKT)
Anfangsstadium	meist plötzlicher Beginn, sofort deutliche Verschlechterung, massives Krankheitsgefühl	beginnt langsam mit allgemeinen Symptomen, schleichende Verschlechterung
Schnupfen	häufig erstes Symptomatik Niesen, laufende, später verstopfte Nase	eher selten
Fieber	charakteristisch meist hoch, schnell auftretend, bis 41 °C, Schüttelfrost und Schweißausbrüche	in der Regel nur leicht erhöhte Temperatur bis 38,5 °C
Kopfschmerzen	typischerweise stark, stechend oder bohrend	nur dumpf/leicht
Gliederschmerzen	starke Schmerzen von Muskeln und Gelenken	kaum
Halsschmerzen	stark, Engegefühl, Schluckbeschwerden	Heiserkeit und Halskratzen, mitunter Kitzelhusten
Husten	schmerzhaft, anfänglich trocken, kaum produktiv	eher wenig, erst später bei möglicher Entwicklung einer Bronchitis, dann eher produktiv
Energielevel	starke Müdigkeit und Abgeschlagenheit, Schwäche über Wochen auch nach Abklingen der sonstigen Symptome	reduziert, meist nach ein paarmal Ausschlafen wieder gut
Dauer der Erkrankung	bis zu zwei Wochen, anfänglich ohne Besserung, danach oft noch wochenlang reduziertes Energielevel	etwa eine Woche, nach einigen Tagen schon deutlich gebessert
Rekonvaleszenz	extrem wichtig und zu beachten	nur allgemein

Die eigentliche Problematik sind wie so oft nicht die Viren selbst, sondern die Vorschädigung der Schleimhäute, die den Boden für bakterielle Superinfektionen bildet. So ist häufig die entstehende Lungenentzündung die eigentliche Gefahr. Sie kann allerdings auch durch die Viren selbst verursacht werden. Auch Gehirnentzündungen und Herzmuskelentzündungen mit resultierendem Herzinfarkt sind gefürchtete Komplikationen – all dies kann bei schweren Verläufen und Vorschädigungen eintreten.

Naturheilkundlich lässt sich eine Grippe gut begleiten und behandeln. Konsultieren Sie auch die entsprechenden Kapitel bezüglich Allgemeinbehandlung, Fieber und anderer Symptome.

Aconitum D6 bei plötzlichem Fieber: Der blaue Eisenhut ist eine Pflanze aus der Familie der Hahnenfußgewächse. Er ist hochgiftig und daher nicht für die Anwendung im Tee geeignet, in der homöopathischen Tiefpotenz D6 ist er dagegen gut wirksam. Aconitum hilft bei allen plötzlich einsetzenden, gleichsam anfallsweisen Geschehen. Typisch sind Situationen, in denen man gesund ins Bett geht und um Mitternacht mit 40 °C Fieber aufwacht, was mitunter bei Kindern der Fall ist.

Aconitum hat zudem eine gute Wirkung bei Husten bis zur Lungenentzündung. Bildhaft gesprochen sind es Ereignisse, bei denen einem vor Schreck der Atem stockt. Ich erkläre den Anwendungsbereich gerne mit einer Gebirgswanderung (der Heimat dieser Heilpflanze), bei der man durch einen plötzlichen Wetterumschwung auf einmal in Lebensgefahr gerät.

Nehmen Sie anfänglich stündlich 5 Globuli und reduzieren Sie dann die Frequenz.

Angocin® Antiinfekt: Dieses Mittel wurde bereits an anderer Stelle erwähnt. Es besteht aus Kapuzinerkresse und Meerrettich. Diese zwei Pflanzen wirken aufgrund der enthaltenen Senfölglykoside antibakteriell und antiviral. Eine neuere Studie zeigt auch eine deutliche Wirkung auf Influenzaviren. Angocin kann also schwere Verläufe verhindern helfen.

Nehmen Sie bis zu 5 x täglich 4 Tabletten, nach Besserung weniger.

Metavirulent®: Dieses Mittel ist eine Zusammenstellung verschiedener Homöopathika. Interessant und immunmodulierend ist die Verwendung von homöopathisierten Influenzaviren. Der Körper und damit unser Immunsystem bekommt quasi ein „vorverdautes" Grippevirus präsentiert und kann dadurch schneller und spezifischer auf die Infektion reagieren. Diesen Verdauungsprozess müsste die körpereigene Abwehr sonst selbst leisten und das braucht Zeit. Durch das Mittel wird das Immunsystem gleichsam auf Grippeviren „scharf geschaltet" und in gewissem Maße auch allgemein auf andere Viren.

Nehmen Sie 5 x täglich 15 Tropfen ein.

Spenglersan® Kolloid G: Der Gedanke der Immunmodulation gilt analog auch für Spenglersan, in dem ebenfalls Influenzaviren verarbeitet sind.

Sprühen Sie sich 3 x täglich 2 Sprühstöße in beide Ellenbeugen und verreiben die Flüssigkeit.

Weitere Maßnahmen: Trinken Sie ausreichend Flüssigkeit, z. B. den empfohlenen antiviralen Tee (siehe Seite 163), und orientieren Sie sich ansonsten bezüglich auftretender Symptome an den entsprechenden Kapiteln. Wichtig: Vergessen Sie die nötige Rekonvaleszenz nicht, Sie vermeiden so mögliche unangenehme Spätfolgen!

Covid-19

Das SARS-CoV-2-Virus, der die Infektionskrankheit Covid-19, umgangssprachlich Corona genannt, verursacht, ist so etwas wie ein Star unter den Viren geworden, indem er in den letzten Jahren mit Abstand die meiste mediale, politische und wissenschaftliche Aufmerksamkeit bekommen hat. Die Coronaviren sind eine ganze Familie von relativ großen RNA-Viren. Sie zeichnen sich durch eine hohe genetische Variabilität aus und mutieren recht schnell. Ihren Namen haben sie durch ihr an sich hübsches, an eine Sonnenkorona erinnerndes Aussehen erhalten.

Sie können sogenannte Zoonosen auslösen, also vom Tier auf den Menschen übertragen werden. Es gibt Coronavirus-Infektionen unter anderem bei Katzen, Hühnern, Pferden, Rindern und Fledermäusen. Beim Menschen lösen sie in der Regel leichte bis schwere Atemwegserkrankungen aus. Frühere Infektionen mit unproblematischeren Coronaviren scheinen die Gefahr für schwere Verläufe mit SARS-CoV-2 zu verringern. Bekannt geworden sind vor allem SARS-CoV-1 (2003), MERS-CoV (2012) und SARS-CoV-2 als Auslöser der Covid-19-Pandemie 2020/21.

Krankheitsverlauf: Wie sich schon im Namen ausdrückt, verursacht das Virus SARS-CoV-2 einen viralen Infekt der Atemwege und bei schweren Verläufen der Lunge: SARS bedeutet severe acute respiratory syndrome, also schweres akutes Atmungssyndrom. An diesem aktuellen Beispiel lässt sich exemplarisch das in diesem Ratgeber an vielen Stellen vorgestellte Vorgehen in Gänze darstellen. Im Prinzip gibt es vier Phasen, mit denen wir umzugehen haben und die jeweils unterschiedliche Maßnahmen erfordern:

Verlauf und Behandlung einer Covid19-Infektion lassen sich in vier Abschnitte einteilen.

1. **Vorbeugung:** keine Symptomatik vorhanden, Infektion aber grundsätzlich möglich.

Was tun? Infektionsschutz, Impfung, allgemeine Maßnahmen zur Stärkung und Stimulation des Immunsystems

2. **Erste Krankheitswoche:** Das Virus vermehrt sich in den oberen Atemwegen, vor allem im Rachenraum. Hauptsymptome sind Halskratzen, Fieber und trockener Husten.

Was tun? Beobachtung des Verlaufs, Desinfektion des Rachens, Entlastung und Stärkung der Abwehr, Heilpflanzen und

Mittel mit antiviraler Potenz, symptomatische Therapie des Hustens

3. Zweite Krankheitswoche: Das Virus wandert in die Lunge, das Immunsystem arbeitet auf Hochtouren, Gefahr der Lungenentzündung, Atemnotsyndrom, im schlimmsten Fall überschießende generalisierte Entzündungsreaktion, Sepsis mit Kreislaufversagen und Tod.

Was tun? Gegebenenfalls Krankenhaus mit intensivmedizinischer Betreuung, Beatmung so lange wie möglich vermeiden (bessere Prognose), gegebenenfalls Kortisontherapie, aus grundsätzlichen Überlegungen keine zusätzliche Immunstimulation (das Immunsystem droht sowieso schon überzuschießen), ausleitende und strukturstärkende Heilpflanzen und Naturheilmittel, Stärkung des Kreislaufsystems, antientzündliche und antiallergische Heilpflanzen

4. Rekonvaleszenz: Erholung nach überstandener Krankheit (kann je nach Schwere des Verlaufs mehrere Monate dauern).

Was tun? Allgemeine Kräftigung über Ernährung und Nahrungsergänzung (Eisen!), Heilpflanzen zur Stärkung der Abwehr, der Strukturen der Lunge und Atemwegsschleimhäute (Kieselsäure!), Beachtung möglicher weiterer Organbeteiligungen, Ausleitung von Stoffwechseltoxinen, Behandlung der Restsymptomatik und der Folgen

Behandlung

Bei schweren Verläufen, die wir hoffentlich nicht erleben, kommt der Naturheilkunde sicherlich nur eine Hintergrundrolle im Sinne einer Unterstützung zu und wir sind aufgefordert, die Möglichkeiten der Intensivmedizin, die Leben retten kann, in Anspruch zu nehmen. Zu Beginn der Erkrankung dürfte aber die Naturheilkunde eine Hauptrolle spielen, zumal sich die Schulmedizin in diesem Stadium auf Beobachtung beschränkt und außer fiebersenkenden Mitteln (die vermutlich in den meisten

Zu Beginn der Erkrankung nimmt die Naturheilkunde eine Hauptrolle ein.

Fällen eher kontraproduktiv sind) über keine Therapieoptionen verfügt.

Ich habe meine eigene SARS-CoV-2-Infektion mithilfe der weiter unten genannten Mittel gut überstanden, Gleiches gilt für meine Frau und unsere Kinder. Ich bin fest davon überzeugt, dass wir so schwere Verläufe vermeiden konnten. Vielleicht hatten wir aber auch nur Glück. Geschadet hat uns die Naturheilkunde jedenfalls nicht, und allein die Möglichkeit, etwas tun zu können, war sehr heilsam.

Nun gibt es auch naturheilkundlich kein spezifisches Mittel gegen SARS-CoV-2. Den Heilpflanzen ist es bis zu einem gewissen Punkt egal, welches Virus auslösend für die Krankheit ist. Sie wirken im Sinne der in diesem Buch beschriebenen Prinzipien eher allgemein. Sicher keine schlechte Strategie, denn eine teilweise Wirkung ist besser als keine, und die verschiedenen Maßnahmen wirken zudem synergistisch. Sie finden daher in den symptomatischen Kapiteln eine Fülle von Therapieoptionen auch für Corona-Infektionen. Entsprechend des Krankheitsverlaufs macht diese Reihenfolge Sinn: Kapitel über Rachen- und Kehlkopfentzündung (Seite 72) – Schnupfen (Seite 52) – Husten bei Bronchitis (Seite 74) – Lungenentzündung (Seite 96) – Rekonvaleszenz (Seite 142).

An dieser Stelle ein kurzes, symptombezogenes Best-of für die Behandlung von Covid-19. Bitte beachten Sie, dass nicht alle Mittel gleichzeitig genommen werden sollten, sondern Therapieoptionen darstellen, die sich ergänzen. Tee, Angocin® und Spenglersan® zusammen sind beispielsweise schon ein sehr vielschichtiges und wirksames Vorgehen.

Covid-19 behandeln: Überblick

STADIUM DER ERKRANKUNG	SYMPTOMATIK	HEILMITTEL
1. Vorstadium/ Vorbeugung	noch keine	• Mund- und Nasenhygiene (siehe Seite 47): Ölziehen, Nasendusche, Gurgeln, Lutschbonbons • bei erhöhter Belastung/Gefährdung als kurmäßige Anwendung: Echinacea-Präparate (keine Daueranwendung, besser sind Pausen) • auf vitalstoffreiche Ernährung achten • Schlaf, Bewegung, Spaß
2. Anfangsstadium	Halskratzen, Schnupfen, Husten, Geruchsverlust	• Lassen Sie sich auch von den Kapiteln über die Erkrankungen der Atemwege inspirieren. • Differentialdiagnose: Ist es wirklich Corona? (siehe Seite 106) • 1–2 Tage wenig tierisches Eiweiß • Immunstimulation mit Spenglersan® G: 3 x täglich in beide Ellenbeugen sprühen und einreiben • Angocin® Antiinfekt hochdosiert: 5 x 4 Tabletten für einige Tage • Propolis (siehe Seite 205) einnehmen • Schüßler-Salz Nr. 3 Ferrum phosphoricum D12: stündlich 1 Tablette, alternativ Infludoron® (Weleda): stündlich 5 Globuli • Metavirulent®: 5 x täglich 20 Tropfen, wirkt ebenfalls immunstimulierend • größere Mengen Tee trinken: je 1 EL auf ¼ Liter: Zistrose, Johanniskraut, Thymian, Ingwer, Süßholz

STADIUM DER ERKRANKUNG	SYMPTOMATIK	HEILMITTEL
3. schwerer Verlauf/Lungen-beteiligung	hohes Fieber, Husten, Atemnot, große Schwäche	• notfalls ins Krankenhaus! • siehe Seite 74 (Husten) und Seite 96 (Lungenentzündung) • Ingwerwickel • weiterhin Angocin® hochdosiert • keine Immunstimulation mehr! • Kalziumkonfigurationen wirken einer überschießenden Immunreaktion entgegen, entweder stofflich einnehmen oder als Schüßler-Salze (Nr. 2 Calcium phosphoricum D6 oder Nr. 22 Calcium carbonicum D12: jeweils 5 x täglich 1 Tablette) • bei Atemnot Tartarus stibiatus comp. (Weleda): 5 x täglich 1 Messerspitze • bei Fieber und Lungenbeteiligung Aconitum D12: stündlich 5 Globuli • strukturstärkende Heilpflanzen (Schachtelhalm, Islandflechte, Vogelknöterich) zur Ergänzung der antiviralen Heilpflanzen (Zistrose, Ingwer, Thymian, Süßholz) als Teemischung; viel trinken
4. Nachbehandlung und Vermeidung von Folgeschäden, Rekonvaleszenz	evtl. noch Atemnot, allgemeine Schwäche; Haarausfall möglich	• Ausführliche Erläuterungen finden Sie im Kapitel über Rekonvaleszenz und die Vermeidung von Spätfolgen (Seite 142). • Eisensubstitution (ebendort) • Ausleitung von Toxinen und Stoffwechselprodukten (ebendort) • Kieselsäurepflanzen und Schüßler-Salz Nr. 11 Silicea D12 zur Strukturstärkung vor allem der Lunge • Wildpflanzen und Wildfrüchte zur Kräftigung, hier empfehlen sich u. a. das gute alte Hagebuttenmus, Holundersaft, Schlehen und Aroniabeeren

Virusbedingte Durchfallerkrankungen

Bis jetzt haben wir vor allem virale Infektionen der Atemwegsschleimhäute betrachtet. Es gibt aber auch eine Reihe von Viren, die die Verdauungsschleimhäute, also Magen und Darm, attackieren können. Sie lösen Erbrechen, Brechdurchfälle oder einfach Durchfallerkrankungen aus, eben die klassische Magen-Darm-Grippe, fachsprachlich Gastroenteritis genannt bzw. Enteritis, wenn nur der Darm (ohne Magenbeteiligung und Erbrechen) betroffen ist.

Es gibt natürlich auch viele Bakterien, die Durchfallerkrankungen auslösen, die bekannteste ist die Cholera. Sie kommt in Mitteleuropa aber praktisch nicht vor, hier sind akute Magen-Darm-Infekte in der Regel viral bedingt. Auslösende Viren sind neben Adenoviren und Enteroviren in der Hauptsache humane Rota- und Noroviren, die wir im Folgenden etwas genauer betrachten. Die naturheilkundlichen Maßnahmen werden abschließend als Zusammenfassung besprochen, sie sind unabhängig von einem spezifischen Erreger wirksam. Unerlässlich und sehr effizient ist in jedem Fall Vorbeugung durch Hygiene.

> Naturheilkundlichen Maßnahmen sind bei virusbedingte Durchfallerkrankungen unabhängig von einem spezifischen Erreger wirksam.

Humane Noroviren

Das Noro- oder Norwalkvirus ist ein unbehülltes einsträngiges RNA-Virus. Er ist hochansteckend und beispielsweise in Krankenhäusern oder Pflegeheimen gefürchtet, da in kürzester Zeit ganze Stationen betroffen sein können. In solchen Einrichtungen kommen immer wieder Ausbrüche vor. Mitunter kommt es aber sonst auch zu größeren Ereignissen. So infizierten sich 2012 über 10.000 Menschen in Deutschland durch verunreinigte tiefgekühlte Erdbeeren aus China. Es reichen tatsächlich nur sehr wenige Viruspartikel, vermutlich weniger als 100, um eine Infektion zu verursachen. Man spricht daher von hoher Kontagiosität (Ansteckungskraft).

Die Infektion erfolgt über Schmier- und Tröpfcheninfektion. Die Viren werden über Erbrechen und Durchfall ausgeschieden und gelangen dann durch Einatmen (Aerosole) oder Oberflächenkontakt zu ihrem nächsten Wirt. Händeschütteln, verunreinigtes Wasser oder Lebensmittel und einfach der Kontakt mit kontaminierten Oberflächen verbreiten das Virus weiter. Noroviren können dort viele Tage, eventuell sogar einige Wochen überleben, wie das „Erdbeerenbeispiel" zeigt. Sie sind gegenüber Umwelteinflüssen wie Temperaturschwankungen sehr widerstandsfähig. In Mitteleuropa ist das Virus im Winter besonders aktiv, die Ansteckungsgefahr im Sommer dagegen gering.

Infektionen mit Noroviren sind in Deutschland meldepflichtig, eine Impfung existiert nicht. Nach durchgemachter Erkrankung besteht eine gewisse Immunität, die das Virus aber durch Mutation immer wieder austrickst.

Nach der Ansteckung kommt es meist innerhalb eines Tages zum typischen Brechdurchfall: „Erst kommt es oben raus, dann unten." Die Betroffenen fühlen sich elend und krank mit Bauchschmerzen, Übelkeit und häufig auch Kopf- und Muskelschmerzen. All dies verläuft in der Regel kurz und heftig, und nach etwa drei Tagen ist der Spuk vorbei. Allerdings können die Viren noch längere Zeit ausgeschieden werden, weshalb Hygienemaßnahmen noch etwa zwei Wochen aufrechterhalten werden müssen.

Das größte Problem sind Wasser- und Elektrolytverluste, die bei kleinen Kindern und geschwächten älteren Menschen lebensbedrohlich werden können. Die schulmedizinische Therapie gleicht diese Verluste aus, gegebenenfalls mittels Infusionen. Eine kausale Therapie existiert nicht, daher sind geeignete Desinfektionsmittel und konsequente Hygienemaßnahmen unerlässlich.

Wichtigste Maßnahmen gegen Humane Noro- und Rotaviren: Desinfektionsmittel und konsequente Hygiene.

Humane Rotaviren

Auch die Rotaviren sind unbehüllte, allerdings doppelsträngige RNA-Viren. Sie sind für bis zu 50 Prozent aller Krankenhauseinweisungen bei Durchfallerkrankungen verantwortlich. Besonders für kleine Kinder ist der Verlust an Wasser und Elektrolyten schnell lebensbedrohlich. Infektionen mit Rotaviren sind in Deutschland meldepflichtig. Es gibt eine Impfung, die das Robert Koch-Institut für Säuglinge empfiehlt.

Die Infektion erfolgt typischerweise fäkal-oral, also durch Kontakt mit Fäkalien über die Hände, verunreinigte Lebensmittel oder Wasser zum Mund. Humane Rotaviren sind hochansteckend, bei Kindern reichen bereits zehn Viren, um eine Erkrankung auszulösen. Rotaviren sind zudem recht unempfindlich und überleben mehrere Tage auf Oberflächen. Vermutlich haben daher über 90 Prozent aller Dreijährigen bereits eine Rotavirus-Infektion durchgemacht. Wie schon bei den Noroviren zeigen diese Fakten deutlich, wie wesentlich Hygiene und Desinfektion sind.

Ein bis drei Tage nach der Infektion kommt es auch bei Rotaviren zu Erbrechen und etwas später Durchfall. Mitunter kann die Temperatur leicht erhöht sein. Bauchschmerzen sind dagegen eher selten. Es gibt auch symptomlose Verläufe, in schweren Fällen kann der Durchfall aber bis zu fünf Tage anhalten, was immer, vor allem aber bei Säuglingen und alten geschwächten Menschen, die Gefahr der Austrocknung beinhaltet. Diese sogenannte Exsikkose ist lebensbedrohlich. Bei kleinen Kindern kann es dann durch Minderdurchblutung zur Einstülpung des Darms kommen, eine Situation, die zu einem lebensbedrohlichen Darmverschluss führen kann und meist operativ behandelt werden muss.

Die Erkrankung kann bis zu einer Woche dauern, eine Virusausscheidung erfolgt noch bis zu eine Woche länger. Hygiene ist also eminent wichtig, auch nach Abklingen der Symptome. Es gibt keine kausale Therapie, sodass sich die schulmedizinischen Maßnahmen auf Substitution von Wasser und Elektrolyten durch Infusionen und Stützung des Kreislaufs beschränken.

Behandlung der Magen-Darm-Grippe

Wie in den meisten Fällen hat auch die Naturheilkunde kein Mittel, das spezifisch gegen Noro- oder Rotaviren wirkt. Es gibt aber eine Reihe von allgemein antiviralen Heilpflanzen und Mitteln, die den Organismus bei seiner Selbstheilung unterstützen. Diese Mittel wirken außerdem gegen Erbrechen, Durchfall und Entzündungen. Diese Krankheitssymptome kann man vereinfacht gesprochen als Heilungsbemühungen begreifen: Der Körper versucht, die Viren wieder loszuwerden. Die Gefahr liegt wie so oft in der Übertreibung, dann werden diese Versuche selber zu einer Gefährdung.

Allgemein antivirale Heilpflanzen und Mittel unterstützen den Organismus bei seiner Selbstheilung.

Am Beginn der Erkrankung lässt sich der Körper durch die stündliche Gabe von Schüßler-Salz Nr. 3 Ferrum phosphoricum D12 unterstützen. Dies macht nur am ersten Tag Sinn, hilft aber mitunter, den Verlauf abzukürzen oder im günstigsten Fall die Erkrankung zu stoppen.

Erbrechen

Im Vordergrund steht zunächst die Beruhigung des gereizten Magens, an zweiter Stelle die Entkrampfung und Beruhigung des Nervensystems.

Pflanzenheilkunde: Bewährt hat sich mir die einfache Kombination von Kamillenblüten und Gänsefingerkraut, zu gleichen Teilen als Tee getrunken. Sie ist auch für kleine Kinder geeignet. Die Mischung wirkt beruhigend, reizlindernd, antientzündlich, entkrampfend und leicht durchfallwidrig. Sie kann daher auch im weiteren Erkrankungsverlauf gut getrunken werden. Ergänzt werden kann die Mischung durch die folgenden Pflanzen:

- Ingwerwurzelstock: wirkt gegen Übelkeit und Erbrechen und außerdem antiviral; recht scharf, deshalb bei Kindern nur niedrig dosieren
- Wermutkraut: wirkt stark entkrampfend, ist aber auch extrem bitter, deshalb nur fünf Prozent in die Mischung geben
- Johanniskraut: wirkt beruhigend und nerval ausgleichend, außerdem gegen Durchfall und antiviral; wegen der Gerbstoffe bei Kindern niedrig dosieren

Ein bewährtes pflanzliches Standardpräparat bei akuten Magenbeschwerden und Übelkeit ist Iberogast®. Es enthält eine Kombination aus bitterer Schleifenblume, Süßholz, Kümmel, Melisse, Pfefferminze, Kamille, Engelwurz, Schöllkraut und Mariendistel. Im Akutfall hat sich eine Dosierung von 5 x 10 Tropfen bewährt.

Als Globuli stehen aus der anthroposophischen Medizin die Gentiana Magen Globuli von Wala zur Verfügung. Sie sind bei Übelkeit und Magenbeschwerden sehr gut geeignet und es können bis zu stündlich 3 Globuli eingenommen werden. Bei akutem Erbrechen bevorzuge ich eines der folgenden homöopathischen Mittel.

Homöopathie: In meiner Praxis kommen im Wesentlichen drei Mittel zum Einsatz. Die Mittelgabe als Globuli ist praktisch und besonders für kleine Kinder gut geeignet. Alle drei verwendeten Pflanzen zeichnen sich durch ihre Giftigkeit aus, die einen phytotherapeutischen Einsatz unmöglich macht. Durch die homöopathische Zubereitung werden sie aber in der Umkehrung der Giftwirkung sehr heilsam.

- Das klassische Mittel bei Erbrechen ist die Brechnuss, Strychnos nux vomica. Die Früchte des bis 25 Meter hohen Baumes aus Asien aus der Familie der Brechnussgewächse enthalten das Alkaloid Strychnin und lösen schwere Vergiftungen aus. Hier steht die zentralnervöse Wirkung im Vordergrund.

- Die Brechwurzel, Carapichea ipecacuanha, ist ein südamerikanischer Halbstrauch aus der Familie der Rötegewächse und unter anderem mit dem Kaffeestrauch verwandt. Sie enthält verschiedene Alkaloide, unter anderem Emetin, und löst Erbrechen, Durchfälle und Blutungen aus.
- Der weiße Germer, Veratrum album, wächst in Gebirgen der Nordhalbkugel und gehört zu den Germergewächsen, die eng mit den Lilien verwandt sind. Auch er enthält Alkaloide. Er wirkt gegen Erbrechen und Durchfälle vor allem bei Kreislaufschwäche und ist so für Kinder wie alte Menschen gleichermaßen gut geeignet.

Symptome bei Magen-Darm-Grippe: drei Mittel im Vergleich

NUX VOMICA	IPECACUANHA	VERATRUM ALBUM
• reizbar und gestresst • neigt zu Wutanfällen • das Mittel bei „Kater"	• unruhig, nichts bringt Erleichterung • auch Nasenbluten und Husten	• große Schwäche • kaltschweißig • bei Erbrechen Kollapsneigung
• Magenschmerzen • Übelkeit und Erbrechen	• Erbrechen und Übelkeit im Vordergrund	• Erbrechen und Durchfall gleichzeitig
• kälteempfindlich • besser durch Wärme	• schlimmer durch Hitze • besser im Freien	• schlimmer durch Wärme • besser durch Bewegung
• Nase oft verstopft	• Zunge ohne Belag • kein Durst	• Nasenspitze kalt

In der Selbstmedikation von akuten Situationen müssen nicht alle Symptome vorhanden sein. Wichtig ist die Tendenz bei der Mittelwahl. Geben oder nehmen Sie zunächst halbstündlich 5 Globuli der D6 und reduzieren Sie, wenn Besserung eintritt, die Frequenz immer mehr. Passiert nach fünf Gaben nichts, macht eine weitere Anwendung wenig Sinn und Sie können das Mittel getrost wechseln.

Bei der Mittelwahl in akuten Situationen müssen nicht alle Symptome vorhanden sein – wichtig ist die Tendenz.

Tipp: In den Gentiana Magen Globuli von Wala ist unter anderem Nux vomica enthalten. Dieses Mittel kann sehr gut bei subakuten Zuständen, allgemeinen Verdauungsproblemen und zur Kräftigung eingesetzt werden. Eine Kur von 3 x täglich 5 Globuli über vier Wochen ist sehr wirksam. Bitte nicht wundern, diese Globuli schmecken aufgrund des namensgebenden Enzians leicht bitter, was zur Wirkung beiträgt.

Durchfall

Während ein einmaliger Durchfall eine sinnvolle Reinigungsmaßnahme des Körpers darstellt, die man beispielsweise im Rahmen des medizinischen Fastens sogar bewusst herbeiführt, sind länger anhaltende häufige Durchfälle problematisch. Durch die Viren oder ihre Stoffwechselprodukte wird die Darmschleimhaut geschädigt und die Resorptionsfähigkeit beeinträchtigt, im Extremfall kann es sogar zu Blutungen kommen. Der Darm kann die Flüssigkeit nicht mehr ausreichend resorbieren, es ist, als würde man versuchen, mit einem Sieb Wasser zu schöpfen. Der Körper verliert dabei dann nicht nur Wasser, sondern auch lebenswichtige Mineralien.

Insbesondere bei Kindern und älteren Leuten können Durchfälle daher schnell zur Austrocknung führen. Diese Gefahr zeigt sich deutlich, wenn eine allgemeine Schwäche mit vermindertem Hauttonus einhergeht. Dann bleibt eine hochgezogene Hautfalte lange stehen. Auch sind Mund und Nase womöglich trocken und die Tränenproduktion versiegt. Im Zweifelsfall ist es wichtig, medizinischen Rat einzuholen oder sogar ins Krankenhaus zu fahren. Infusionen sind dann eine einfache und schnell wirksame Möglichkeit, das Problem zu beheben, und wenn es ernst wird, ist Naturheilkunde mitunter nicht das Mittel der Wahl.

Bei kleinen Kindern ist häufig die Gabe von Oralpädon® sehr hilfreich, um eine Klinikeinweisung zu vermeiden. Dieses Mittel ist zwar keine Naturheilkunde, enthält aber eine sehr effektive Elektrolytlösung und hilft so, Mängel zu beseitigen. Im Ernstfall lieber pragmatisch als ideologisch!

Im Folgenden fasse ich die wichtigsten zu beachtenden Punkte bei Durchfällen zusammen. Wenn Sie dem beschriebenen Vorgehen folgen, lassen sich die oben beschriebenen Extremsituationen in aller Regel vermeiden.

- ausreichende Zufuhr von Flüssigkeit, Mineralien und Energie
- Stabilisierung und „Abdichtung" der Darmschleimhaut durch Gerbstoffe oder pflanzliche Farbstoffe, um Flüssigkeitsverluste und mögliche Blutungen zu stoppen
- Wasser und Giftstoffe im Darm durch medizinische Kohle binden
- Behandlung der Entzündung von Magen und Darm durch wundheilende und antientzündliche Pflanzen und Mittel
- Bekämpfung der auslösenden Viren selbst
- Behandlung von Schmerzen und Entkrampfung des Verdauungskanals

Die erste und wichtigste Maßnahme ist eine ausreichende Flüssigkeits- und Elektrolytzufuhr. Auch sollten energiereiche Kohlehydrate zugeführt werden, wobei reiner Zucker unter Umständen Entzündungen verstärken kann und daher kontraproduktiv ist. Es empfiehlt sich in jedem Fall ausreichendes Trinken. Dabei bieten sich Kräutertees an, die in der Regel alle mineralreich sind. Kundig zusammengestellt entfalten sie zudem medizinische Wirkungen und können sowohl Viren bekämpfen als auch Durchfälle effektiv stoppen. Auf die entsprechenden Heilpflanzen gehe ich weiter unten ein.

Die erste und wichtigste Maßnahme bei Durchfall: eine ausreichende Flüssigkeits- und Elektrolytzufuhr.

Hausmittel: Nicht nur bei Kindern ist der berühmte geriebene Apfel (aus regionalem Bioanbau) meist sehr wirksam. Lässt man den Apfel an der Luft braun werden, so entstehen Gerbstoffe, die zusammen mit dem enthaltenen Pektin gegen Durchfall helfen.

Außerdem wird dem geschwächten Organismus Fruchtzucker zugeführt und das Ganze schmeckt dadurch gut. Zusätzlich enthält
Apfel viele Mineralien.

- Auch das Kauen von getrockneten Blaubeeren hat sich bewährt, die durch die reichlich vorhandenen Farbstoffe ebenfalls die Darmbarriere stabilisieren und Mineralien und
  Fruchtzucker enthalten. Sie sind allerdings recht teuer.
- Mit Bananen habe ich dagegen sehr unterschiedliche Erfahrungen gemacht, sie wirken bei manchen Kindern auch ab-
  führend, ich empfehle sie daher nicht mehr.
- Eine weitere Möglichkeit ist die Gabe medizinischer Hefen,
  z. B. Perenterol®, das auch bei Durchfällen durch Antibiotikagabe gut bewährt und für Kinder geeignet ist.
- Heilerde innerlich einzunehmen ist eine weitere gute Möglichkeit, Toxine im Darm zu binden und gleichzeitig dem Körper Mineralien anzubieten. Die Einnahme in etwas Wasser
  heißt bei uns in der Familie „Schlamm trinken", wird aber
  auch von den Kindern toleriert.

Naturheilmittel und Homöopathie: Ein wirklich sehr gut wirksames Mittel ist Myrrhinil Intest® von Repha. Es enthält eine durch-
dachte Kombination aus Kamille, Myrrhe und Kaffeekohle. Hier
kommen mehrere der oben genannten Wirkprinzipien zusammen: Die Myrrhe wirkt zusammenziehend auf die Schleimhaut
des Darms und stabilisiert sie. Sie wirkt zudem desinfizierend,
also antimikrobiell gegen Pilze, Bakterien und Viren. Die Kamille
wirkt durch ihre sanften ätherischen Öle, z. B. Azulen, entzündungswidrig und entkrampfend. Die Kaffeekohle schließlich bin-
det durch ihre große Oberfläche Giftstoffe und Erreger. Sie wirkt
außerdem zusammenziehend.

Kohletabletten sind Ihnen vielleicht noch gut bekannt und
könnten alternativ natürlich auch eingesetzt werden, allerdings
würde dann die sehr sinnvolle Unterstützung durch die Pflanzen

fehlen. Es ist angesichts dieser Fülle von Wirkungen leicht nachvollziehbar, dass wir hier ein hervorragend wirkendes Mittel zur Hand haben. Menschen ab 12 Jahren nehmen in akuten Zuständen bis zu 4 x täglich 3 Tabletten ein.

Leider ist dieses Mittel für Kinder, vor allem kleinere, allein wegen der Tablettenform nicht geeignet. Hier können Sie auf Teezubereitungen und Homöopathika zurückgreifen. Ein bewährtes homöopathisches Durchfallmittel ist Okoubaka D2. Es wird aus der Rinde eines westafrikanischen Urwaldbaums gewonnen und dort traditionell bei Magen- und Darmerkrankungen und Vergiftungen aller Art eingesetzt. Die Rinde wirkt durch Gerbstoffe und phenolische Säuren stark adstringierend (zieht also die Verdauungsschleimhaut zusammen und dichtet diese dadurch relativ gut ab), außerdem antibiotisch und das Immunsystem stimulierend.

Im Akutfall gebe ich viertelstündlich 3 Globuli, nach Besserung wird die Frequenz zunächst auf stündliche Gaben gesenkt. Ist die Situation stabil, verlasse ich mich zur weiteren Behandlung auf die Heilpflanzen in Teeform und setzte das Mittel ab.

Heilpflanzen: Das wichtigste Wirkprinzip sind hier verschiedene adstringierende Gerbstoffe. Die Darmbarriere wird stabilisiert und der Flüssigkeitsverlust gestoppt. Der Effekt von Gerbstoffen lässt sich leicht mit einer Tasse starkem schwarzem Tee erleben: Der trockene Mund ist auf den beschriebenen Effekt zurückzuführen. Gerbstoffe denaturieren außerdem Eiweiße und können so Bakterien und virusbefallene Zellen zerstören, ein erwünschter Nebeneffekt. Zusätzlich setze ich Heilpflanzen ein, die entzündungswidrig und entkrampfend sind. Abgerundet wird alles durch antivirale Pflanzen. Idealerweise schmeckt das Ganze dann noch.

In der individuellen Teetherapie nutze ich immer die Synergismen zwischen den einzelnen Pflanzen, die sich in ihrer Wirkung ergänzen, außerdem sollte jede verwendete Pflanze gleich mehrere Aspekte abdecken. So entsteht ein Netz von Wirksamkeiten.

Durchfalltee

MENGE	HEILPFLANZE	WIRKUNG
20 g	Kamillenblüten (Chamomilla Flores)	entzündungswidrig, entkrampfend und beruhigend
20 g	Gänsefingerkraut (Anserina Herba)	entkrampfend, leicht durchfallwidrig
10 g	Ingwer (Zingiberis Rhizoma)	gegen Übelkeit, antiviral, antibakteriell, erwärmend, entkrampfend
30 g	Blutwurz (Tormentilla Radix)	durchfallwidrig, zusammenziehend, blutstillend
10 g	Johanniskraut (Hypericum Herba)	leicht durchfallwidrig, Nerven stärkend, antiviral, schmerzstillend
10 g	Anisfrüchte (Anis Fructus)	antiviral, geschmackserbessernd
20 g	Leinsaat (Linum Semen)	macht den Tee magenfreundlich

An der Dosierung lässt sich leicht erkennen, dass Kamille, Gänsefingerkraut und Blutwurz die Hauptpflanzen sind, der Rest ergänzt und rundet ab.
1 EL pro Tasse überbrühen und etwa 20 Minuten ziehen lassen, nicht süßen. Die Zugabe eine Prise Salz ist möglich, um Elektrolytverluste auszugleichen. Bitte wirklich nur eine Prise, der Tee sollte isotonisch werden, aber nicht salzig, sonst haben Sie ein Brechmittel produziert. Isotonisch bedeutet, dass der Salzgehalt der Flüssigkeit dem des menschlichen Blutes entspricht und deshalb nichts durcheinanderbringt. Das wären 0,9 %, also 9 g Salz auf einen Liter Tee. Als geschmacklicher Anhaltspunkt mag der Salzgehalt von Tränen dienen.
Der Tee sollte an den akuten Tagen ruhig 5 x täglich getrunken werden. Er kann mit den oben genannten Maßnahmen kombiniert werden, er verbindet und ergänzt diese effektiv. Je nach Schwere der Erkrankung kann die Therapie so verstärkt werden, es sollte aber nicht alles auf einmal gemacht werden. Sinnvoll wäre z. B. die Kombination mit Heilerde oder Okoubaka D2.

Die virale Hepatitis

Vorab sei gesagt, dass eine Hepatitis eine sehr ernstzunehmende Erkrankung ist, immerhin ist hier ein lebenswichtiges Organ direkt betroffen. Sie müssen sich folglich (und in diesem Fall müssen Sie wirklich) in professionelle Behandlung begeben. Hier ist der Selbstbehandlung zu Recht eine deutliche Grenze gesetzt und die vorgestellten Maßnahmen sind ausschließlich ergänzend zu verstehen. Heilpraktikerinnen dürfen akute Hepatiden nicht behandeln, diese unterliegen zudem der Meldepflicht. Meine Erfahrungen beschränken sich somit auf die Begleitung von Menschen mit chronischer Hepatitis. Hier besteht kein akuter Infekt mehr, aber die Gefahr der Entwicklung einer Leberzirrhose ist gegeben. In diesen Fällen kann Naturheilkunde die Prognose verbessern helfen.

> Eine akute Hepatitis muss professionell behandelt werden.

Es gibt als Auslöser zum einen die „klassischen" Hepatitisviren, von denen die wichtigsten die Buchstaben A, B, und C bekommen haben, außerdem noch D und E. Eine Leberentzündung kann jedoch die unterschiedlichsten Ursachen haben. Viele weitere Viren, Bakterien, Pilze und Parasiten können dazu führen, aber auch Alkohol, Drogen, Medikamente, Bestrahlung und Autoimmunprozesse. Es braucht also immer eine professionelle Diagnostik.

Bei einer Hepatitis egal welcher Ursache kommt es zur Zerstörung von Leberzellen den Hepatozyten. Es zeigen sich im Blutbild allgemeine Entzündungsparameter, unter anderem eine erhöhte Blutsenkungsgeschwindigkeit oder eine Erhöhung des CRP-Wertes. Durch die Zerstörung der Leberzellen werden außerdem viele Leberenzyme frei, die Transaminasen, und können ebenfalls nachgewiesen werden.

Die gestörte Leberfunktion hat Auswirkungen auf den Stoffwechsel: Der nicht ausgeschiedene Gallenfarbstoff führt klassischerweise zur Gelbsucht (Ikterus): der gelblichen Verfärbung der

Lederhaut des Auges und der Haut. Allgemeines Schwächegefühl (der Energiestoffwechsel der Leber ist gestört) und eine erhöhte Blutungsneigung (Mangel an Blutgerinnungsfaktoren) treten ebenfalls auf. Die Ansammlung von Ammoniak kann zur Störung des Gehirns und schließlich zu Leberkoma und Tod führen. Heilt die Entzündung aus, kann es zur Narbenbildung und Leberzirrhose kommen, was mit zunehmender Funktionseinschränkung einhergeht.

Die klassischen Virushepatiden

AUSLÖSENDES VIRUS	INFEKTIONSWEG	PROGNOSE/BEMERKUNGEN
Hepatitis A (HAV)	• verunreinigtes Wasser oder Lebensmittel • Schmierinfektion • sexuelle Kontakte	• meist Reisemitbringsel (unzureichende Hygiene) • heilt komplikationslos aus • Impfung möglich
Hepatitis B (HBV)	• Bluttransfusion • Sexualkontakte	• Infektion oft symptomlos • chronische Verläufe mit Leberzirrhose möglich • begünstigt Leberkrebsentstehung • Impfung laut RKI empfohlen
Hepatitis C (HCV)	• Blut- (Spritzen) und andere Transfusionen	• etwa 80 % chronische Verläufe • als Spätfolge häufig Leberzirrhose und Leberkrebs • keine Impfung möglich • mit neuesten antiviralen Mittel zu 99 % heilbar • Therapie extrem teuer • Behandlung mit anthroposophischer Medizin möglich
Hepatitis D (HDV)	• nur bei Hepatitis B • Blut-und Sexualkontakte	• sehr selten
Hepatitis E (HEV)	• unzureichend gekochtes Fleisch • Schmierinfektion	• Fallzahlen steigen, derzeit noch keine kausale Therapie, nur symptomatische Begleitbehandlung möglich • Verläufe ähnlich, aber schwerer als Hepatitis A • chronische Verläufe extrem selten

Naturheilkundlich beschränkt sich die Therapie im Akutzustand auf allgemeine unterstützende Maßnahmen und Schonkost. Es müssen alle leberbelastenden Stoffe und Nahrungsmittel vermieden werden. Dies gilt selbstverständlich für Alkohol, aber z. B. auch für stark leberwirksame Heilpflanzen. Unterstützend können entzündungswidrige Pflanzen wie Kamille oder Schafgarbenblüten verwendet werden.

Bei der chronischen Hepatitis ist die Situation etwas anders. Hier gilt es vor allem, die drohende Vernarbung der Leber zu stoppen. Hier sind es vor allem kieselsäurehaltige Pflanzen wie Schachtelhalm oder Breitwegerich und einschleichend dosiert auch leberschützende Pflanzen wie Mariendistel, Artischocke und Kurkuma, die angewendet werden können. Gute Erfahrungen berichtet die anthroposophische Medizin aus dem Gemeinschaftskrankenhaus Havelhöhe in Berlin.

Infektionen mit Herpesviren

Herpesviren sind eine große Familie unter den Viren, die eine Reihe von Erkrankungen bei Mensch und Tier auslösen. In letzter Zeit ist gerade das equine Herpesvirus zu trauriger Berühmtheit gelangt, der zum Tode zahlreicher Turnierpferde geführt hat.

Herpesviren sind große komplexe DNA-Viren mit einer Hülle, also schon das Luxusmodell eines Virus. Sie können sich in Haut-, Abwehr- und Nervenzellen vermehren. Ihre bemerkenswerteste Eigenschaft ist ihre Beharrlichkeit oder „Treue", die Wissenschaft spricht von der Fähigkeit zur Persistenz: Einmal in den Wirtsorganismus eingedrungen, verbleiben sie in einem Ruhestadium. So können sie über viele Jahre oder sogar lebenslang unentdeckt bleiben, ohne Symptome oder Erkrankungen zu verursachen. Sie wachen dann auf, wenn das Immunsystem gerade geschwächt ist. Ein klassisches Beispiel ist die Gürtelrose, die im

Herpesviren wachen gerne auf, wenn das Immunsystem gerade geschwächt ist.

späteren Lebensalter von Varizellaviren ausgelöst wird, dem Erreger der Windpocken.

Der Einfachheit halber wurden die Herpesviren des Menschen (humane Herpesviren, HHV) durchnummeriert. Bis dato sind insgesamt acht klassifiziert worden.

Herpesviren

TYP	NAME	AUSGELÖSTE ERKRANKUNG
HHV-1	Herpes simplex 1 (HSV)	Herpes labialis (Lippenherpes)
HHV-2	Herpes simplex 2 (HSV)	Herpes genitalis (Genitalherpes)
HHV-3	Varizella-Zoster-Virus (VZV)	Windpocken Gürtelrose (Herpes Zoster)
HHV-4	Humanes Herpesvirus 4 oder Epstein-Barr-Virus (EBV)	Pfeiffersches Drüsenfieber vermutlich mitbeteiligt an der Entstehung von Krebserkrankungen des lymphatischen Systems und von Autoimmunerkrankungen
HHV-5	Humanes Cytomegalievirus (HCMV)	Zytomegalie: in der Schwangerschaft Schädigung des Ungeborenen möglich
HHV-6	Humanes Herpesvirus 6	Drei-Tage-Fieber
HHV-7	Humanes Herpesvirus 7	Drei-Tage-Fieber
HHV-8	Humanes Herpesvirus 8 oder Kaposi-Sarkom-Herpesvirus (KSHV)	Kaposi-Sarkom, vor allem bei HIV-Infizierten, mitbeteiligt an der Entstehung bestimmter Lymphkrebsarten

HHV-1: Lippenherpes

Kennen Sie den Ausdruck „falscher Kuss" als Auslöser für die durch Herpesviren verursachten Bläschen auf den Lippen? Eine Bemerkung am Rande: Wenn Sie das Märchen vom Froschkönig aufmerksam lesen, werden Sie feststellen, dass die Prinzessin den Frosch mitnichten küsst, sie wirft ihn an die Wand. Tatsächlich spielt manchmal Ekel, Stress oder ein anderes starkes Gefühl als Auslöser eine Rolle. Starke Emotionen wirken immunsuppressiv, das heißt, unser Immunsystem ist bei negativen Emotionen, aber auch einem Lottogewinn eine Weile heruntergefahren. Diesen Moment machen sich die überall vorhandenen Herpesviren zunutze. Eine andere Bezeichnung nämlich, „Fieberbläschen" deutet auf den gleichen Zusammenhang. Bei einem Infekt ist das Immunsystem anderweitig beschäftigt und die Herpesviren haben leichtes Spiel. Sind sie einmal durch die Hautbarriere in den Körper eingedrungen, können sie für sehr lange Zeit, vermutlich sogar lebenslang, im Körper überleben. Wenn wir in den Märchenbildern bleiben, schlafen sie wie Dornröschen, bis sie wachgeküsst werden.

Die aktivierten Viren verursachen zunächst ein Spannungsgefühl und mitunter eine Art Pochen im befallenen Lippenbereich. Besonders beliebt sind die Mundwinkel oder der Übergang zwischen den roten Lippen und der umliegenden Haut. Es entstehen dann flüssigkeitsgefüllte Bläschen. Dieses Sekret enthält eine große Menge an Viren und ist hochinfektiös. In diesem Stadium wäre es tatsächlich „falsch", zu küssen. Später platzen die Bläschen auf und es entsteht eine offene, weiter sekretabsondernde Wunde. Wie so häufig kommt es nach der viralen Vorschädigung dann auch noch zu einer bakteriellen Superinfektion meist mit Staphylokokken. Diese Eiterbakterien sind dann für die gelben Krusten verantwortlich. Das Ganze heilt je nach Immunlage innerhalb einiger Tage bis zu einer guten Woche ab.

Es gibt nun eine ganze Reihe von Hausmitteln und Tricks, mit Lippenherpes umzugehen. Hier gilt wie immer: use what works, wenn Sie also mit einer Maßnahme gut klarkommen: wunderbar. Einige grundsätzliche Dinge möchte ich Ihnen aber aus meiner Erfahrung raten:

> Gegen Lippenherpes gibt eine ganze Reihe von Hausmitteln und Tricks.

- Schon bei den ersten Anzeichen konsequent behandeln und gleichzeitig das Immunsystem allgemein stärken, z. B. für einige Tage durch ein hochdosiertes Sonnenhutpräparat.
- Die Bläschen in keinem Fall öffnen. Sie vermeiden so eine Verbreitung und die bakterielle Superinfektion. Gerbstoffe äu-

ßerlich angewendet stabilisieren die Haut, und oft trocknen die Bläschen dann ab, ohne sich zu öffnen.

- Generell sind wässrige, visköse oder alkoholische Mittel anzuwenden. Fetthaltige Salben und Cremes, egal ob pharmakologisch oder naturheilkundlich, führen meist zur Öffnung der Bläschen, und damit wird alles eher matschig und dauert länger.

Naturheilkundliche Tipps:

- Im frühen Stadium lohnt der Versuch, die Erkrankung zu unterbrechen. Antiviral wirkende ätherische Öle, Harze und ähnliche Stoffe werden als alkoholischer Auszug auf den verdächtigen Bereich aufgetragen. Hierfür bietet sich ein Wattestäbchen an, das mit dem Mittel getränkt wird. Gute Erfahrungen gibt es mit Propolis und Salbeitinktur. Auch die sehr bittere Schöllkrauttinktur ist hilfreich, sie färbt die Haut leicht gelb. Das ebenfalls verwendbare Rathania comp. von Weleda enthält starke Gerbstoffe und stabilisiert so gleichzeitig die Haut. Es färbt stark braunrot, bitte achten Sie bei der Anwendung auf Ihre Kleidung.
- Die gewählte Anwendung jeweils wiederholen, wenn das Pochen wieder stärker wird. Das kann anfänglich stündlich oder sogar halbstündlich der Fall sein. Meist stellt sich nach einigen Anwendungen eine Beruhigung ein und die Intervalle werden größer.
- Sind die Bläschen doch offen oder gar superinfiziert, helfen vor allem wässrige Heilpflanzenauszüge mit Gerbstoffen. Alkohol ist grundsätzlich möglich, brennt aber sehr stark. Fettiges kann die verletzte Haut nicht „verdauen", ich würde daher von Salben abraten. Gute Erfahrungen gibt es mit sehr stark gemachten Teekonzentraten. Dies kann einfach die Ostfriesenmischung sein, die Katechin-Gerbstoffe ziehen alles zusammen, auch die Bakterien, desinfizieren also und verhelfen zu einem baldigen Wundverschluss. Eleganter sind Zistro-

se, Johanniskraut oder Salbei, die ebenfalls als konzentrierte Tees aufgetupft werden können. Wichtig ist aber vor allem eine hohe Konzentration der Gerbstoffe.

- Wichtig sind wiederholtes Auftupfen mit anschließendem Trocknenlassen, dabei werden dann auch die Krusten vorsichtig entfernt. Fängt die Wunde wieder an zu nässen, tupfen Sie erneut.

HHV-2: Genitalherpes

Das Virus wird sexuell übertragen bei Kontakt der Schleimhäute und ist ebenfalls hochansteckend. Bei aktiviertem Infekt sollte deshalb auf Sex unbedingt verzichtet werden. Wie alle Herpesviren bleibt auch dieses Virus lebenslang im Gewebe in Wartestellung erhalten.

Da ich als Heilpraktiker die primären Geschlechtsorgane nicht behandeln darf, beschränken sich meine praktischen Erfahrungen auf allgemeine Behandlungen Betroffener zur Stärkung ihres Immunsystems. Es besteht aber Grund zu der Annahme, dass die bei der Behandlung von HHV-1-Infektionen empfohlenen Maßnahmen auch bei HHV-2-Infektionen wirksam sein dürften.

Wenn Sie betroffen sind, empfiehlt sich in jedem Fall eine regelmäßige Kur zur Stärkung Ihres Immunsystems. Hier wurde mir immer wieder von einem Rückgang des Auftretens akuter Infektionen berichtet, auch wenn die Behandlung auf andere Erkrankungen ausgerichtet war.

Naturheilkundliche Tipps:
- Lesen Sie das Kapitel über das Immunsystem und dessen Stärkung (siehe Seite 146).
- Legen Sie immer mal wieder Tage zur Entlastung der Verdauung ein, z. B. durch Verzicht auf tierische Eiweiße oder sogar Fasten. Infektabwehr ist ein Verdauungsprozess.

- Eventuell ist eine Darmsanierung sinnvoll, insbesondere wenn Sie in letzter Zeit häufiger Antibiotika nehmen mussten. Eine Stuhlanalyse und eine fundierte naturheilkundliche Begleitung sind hier empfehlenswert, Vorsicht aber bei Heilsversprechen und sehr teuren Therapieangeboten, diese sind in der Regel unnötig.
- Lassen Sie potenzielle chronische Entzündungsherde abklären. Vor allem tote Zähne und Gaumenmandeln, aber auch die Gallenblase kann betroffen sein.
- Lassen Sie sich auf mögliche Mangelzustände untersuchen. Besonders Eisen, Zink, die B-Vitamine und Vitamin D können eine Rolle spielen und sollten gegebenenfalls für eine Zeit substituiert werden.
- Trinken Sie regelmäßig antivirale Kräutertees, z. B. den in diesem Buch vorgeschlagenen Haustee (siehe Seite 163). Dabei ist auf Abwechslung und/oder Pausen zu achten.
- Machen Sie Kuren mit Echinacea-Präparaten (siehe Seite 146), wenn Sie sich gerade stabil fühlen.
- Auch Zistrose und Johanniskraut können hochdosiert für Kuren eingesetzt werden.
- Immunmodulierende Mittel wie Spenglersan® Kolloid G sind ein anderer Ansatz zur Stimulation des Immunsystems.
- Stressabbau und heitere Gelassenheit wirken ebenfalls stärkend.

HHV-3: Windpocken und Gürtelrose

Windpocken

Man geht davon aus, dass über 90 Prozent der Bevölkerung Antikörper besitzen, also immun sind.

Windpocken sind eine klassische Kinderkrankheit. Die meldepflichtige Infektion trifft vor allem Kinder in den ersten Lebensjahren. Sie hinterlässt eine lebenslange Immunität. Eine Impfung ist möglich und wird vom Robert-Koch-Institut empfohlen. Mittlerweile geht man davon aus, dass über 90 Prozent der Bevölkerung Antikörper besitzen, also immun sind. Der Verlauf der

Erkrankung ist in aller Regel unproblematisch. Seltene Komplikationen sind bakterielle Superinfektionen der Haut, Lungenentzündungen oder Hirnhautentzündungen.

Windpocken sind hochansteckend und werden durch Tröpfchen, Aerosole („Wind"-Pocken) oder Kontakt mit Sekret der Bläschen übertragen. Die Inkubationszeit, das heißt die Zeit vom Kontakt bis zur Erkrankung, beträgt im Mittel zwei Wochen (zehn bis 21 Tage). Dann kommt es zu meist moderatem Fieber und dem typischen Ausschlag. Das sind etwa linsengroße rote Flecken, die häufig jucken und später Bläschen bilden. Wenn keine neuen Bläschen mehr entstehen, ist die Ansteckungsgefahr vorbei.

Die Begleitung beschränkt sich darauf, für das allgemeine Wohlbefinden der Kinder zu sorgen. Fieber sollte möglichst toleriert werden. Achten Sie auf ausreichendes Trinken. Gegen den Juckreiz können Abwaschungen mit lauwarmem, stark verdünntem Bio-Apfelessig erfolgen (1 EL auf 1 Liter Wasser). Gute Erfahrungen bestehen auch mit Wecesin® Pulver von Weleda, mit dem die Bläschen schneller trocknen und abheilen.

Während Kinder die Erkrankung meist schnell überstehen, sind die Verläufe bei Erwachsenen schwerwiegender und Komplikationen häufiger. Schwangere sollten Kontakt mit Infizierten vermeiden. Generell kann eine allgemeine naturheilkundliche antivirale Behandlung unterstützen, wie sie in diesem Buch beschrieben ist. Spezifisches gibt es meines Wissens nicht. Anders sieht das bei einem Wiederaufleben des Virus in Form einer Gürtelrose aus, der bei etwa 20 Prozent der Erwachsenen vorkommt.

Gürtelrose

Gürtelrose (Herpes Zoster) ist eine extrem unangenehme und bisweilen sehr schmerzhafte Erkrankung. Das Windpockenvirus hat wie alle Herpesviren die Fähigkeit, im Körper des Menschen zu verweilen. Er überlebt in den Nervenzellen. In Stresssituationen, nach Infekten oder anderen Situationen, in denen das Immunsystem überfordert ist, wird er reaktiviert.

Da sich das Virus in den Nerven aufhält, entzünden sich zunächst diese und dann der zugehörige Hautabschnitt im Nervenverlauf. Es kommt zu streifen- bzw. gürtelförmiger Bläschenbildung, die stark jucken und schmerzen. Zusätzlich können Allgemeinsymptome von viralen Erkrankungen auftreten, vor allem Müdigkeit und Schwäche. Im normalen Verlauf treten die Bläschen nach einigen Tagen auf, gehen ineinander über und benötigen etwa zwei Wochen, um abzuheilen. In dieser Phase können naturheilkundliche Maßnahmen ergriffen werden.

> Treten die typischen Bläschchen auf, können naturheilkundliche Maßnahmen ergriffen werden.

Naturheilkundliche Tipps:

- Das bereits bei den Windpocken erwähnte Wecesin® Pulver kann aufgestreut werden.
- Der Seidelbast als homöopathisches Mittel Mezereum D4 ist oft hilfreich, insbesondere wenn der Juckreiz stark ist und im Vordergrund steht. Nehmen Sie stündlich 5 Globuli.
- Alternativ oder im Wechsel kann der Giftsumach Rhus toxicodendron D6 eingenommen werden. Hier stehen Gliederschmerzen und Fieber mehr im Vordergrund. Ebenfalls stündlich 5 Globuli.
- Beide Mittel wirken bei schmerzhaftem Bläschenausschlag und können auch im stündlichen Wechsel genommen werden. Lassen die Symptome nach, wird die Häufigkeit der Einnahme reduziert.
- Zusätzlich kann das Immunsystem gegen Viren aktiviert werden: Spenglersan® Kolloid G ist ein immunmodulierendes Mittel, das, 3 x täglich in die Ellenbeugen gesprüht und eingerieben, diesen Zweck hervorragend erfüllt.
- Außerdem sollten Sie den allgemeinen antiviralen Tee trinken (siehe Seite 163).

Eine gefürchtete Komplikation der Gürtelrose ist die sogenannte Post-Zoster-Neuralgie (PZN). Aus noch ungeklärter Ursache bleiben die Nervenschmerzen auch nach Abklingen des Ausschlags bestehen, mitunter lebenslang. Mit der oben beschriebenen Vorgehensweise scheint das Auftreten vermeidbar. Bei Menschen, die mit diesem Problem zu mir kamen, habe ich häufig gute Erfolge mit Aconit Schmerzöl von Wala erzielen können.

HHV-4: Pfeiffersches Drüsenfieber

Das Pfeiffersche Drüsenfieber, auch Mononukleose genannt, ist eine durch das vierte humane Herpesvirus, auch als Epstein-Barr-Virus (EBV) bekannt, ausgelöste, oft langwierige Erkrankung. Es ist an sich nicht gefährlich, kann aber langanhaltende Schwäche zur Folge haben. Die Übertragung erfolgt vor allem durch Speichel. Im Vorfeld findet sich fast immer eine längere Zeit von Überforderung. Das dadurch geschwächte Immunsystem hat dann den Viren nichts entgegenzusetzen. Eine Assoziation zum chronischen Erschöpfungssyndrom ist wahrscheinlich, jedenfalls steht eine deutliche Schwäche im Vordergrund der Symptomatik. Das Fieber ist dagegen meist moderat und schwankend. Ein höheres Fieber ist bereits Teil der Lösung und zu begrüßen.

Das Virus verbleibt im Nasen-Rachen-Raum, wobei es zu meist einseitigen starken Lymphknotenschwellungen kommt. Auch die Gaumenmandeln sind betroffen. Leber und Milz als lymphatische Organe können anschwellen und Bauchschmerzen verursachen. Hinzu tritt eine typische Blutbildveränderung. Die Viren persistieren später in den B-Lymphozyten.

Wie so oft gibt es bei viralen Erkrankungen keine kausale schulmedizinische Therapie. Naturheilkundlich ist es absolut wichtig, zunächst für Umstände zu sorgen, in denen der oder die Kranke Zeit hat, sich wirklich auszukurieren und so aus der Überforderung zu kommen. Eine längere Krankschreibung macht

Naturheilkundlich geht es zunächst darum, für Umstände zu sorgen, in denen Kranke Zeit haben, sich wirklich auszukurieren.

wirklich Sinn und ist unvermeidlich, um eine monatelange Schwäche zu verhindern. Diese resultiert häufig aus schlecht ausgeheilten EBV-Infektionen. Therapeutisch sind die folgenden Maßnahmen hilfreich.

Naturheilkundliche Tipps:

- Ruhen Sie aus und überdenken Sie die Situation mit Zeit.
- Trinken Sie antivirale Tees, beispielsweise die vorgeschlagene Mischung (siehe Seite 163).
- Diese ergänzen Sie mit Pflanzen zur Stimulierung des Lymphflusses; an erster Stelle steht hier Steinklee (Melilotus officinalis), auch Beifuß (Artemisia vulgaris) ist angezeigt. Fügen Sie diese der Teemischung bei.
- Im oft unspezifischen Anfangsstadium nehmen Sie Ferrum phosphoricum D12, das Schüßler-Salz Nr. 3, stündlich 1 Tablette.
- Bei eindeutigen Symptomen wechseln Sie zu Vincetoxicum D6. Die Schwalbenwurz ist ein in der Homöopathie erprobtes Mittel bei Virusinfektionen im Nasenrachenraum. 5 x 5 Globuli täglich.
- In der Erholungsphase sind alle Maßnahmen zur Rekonvaleszenz hilfreich (siehe Seite 142). Spezifisch wirkt Causticum Hahnemanni D12, 2 x täglich 5 Globuli.

HHV-5: Zytomegalie

Diese Erkrankung verläuft fast immer harmlos und asymptomatisch. Sie wird daher meist gar nicht bemerkt, Symptome sind unspezifisch: Kopf- und Gliederschmerzen, Lymphknotenschwellungen und leichtes Fieber. Die Übertragung erfolgt vor allem über den Speichel.

Das Virus verbleibt wie alle Herpesviren lebenslang im Körper, in diesem Fall im lymphatischen Gewebe. Bei extremer Immunsuppression (Organ- oder Knochenmarktransplantationen, AIDS-Erkrankung) kann das Virus reaktiviert werden, ist ansonsten aber unproblematisch. Man geht davon aus, dass über 60 Prozent der Bevölkerung bereits infiziert waren.

Problematisch ist eine Infektion leider in der Schwangerschaft. Diese kann auf das Ungeborene übertragen werden und im schlimmsten Falle zu Behinderungen oder gar zum Tod führen. Leider gibt es keine ursächliche Therapie und glücklicherweise ist dieser Fall extrem selten. Dennoch sollte eine Ansteckungsgefahr möglichst vermieden werden. Eine Schwangerschaftsbegleitung durch eine kundige Hebamme empfiehlt sich in jedem Fall und ist eine Kassenleistung. Eine der Schwangerschaft angepasste vorbeugende Pflanzenheilkunde mit antiviralen Pflanzen ist sinnvoll.

HHV-6 und -7: Drei-Tage-Fieber

Das Drei-Tage-Fieber (Exanthema subitum) ist eine häufige Erkrankung in den ersten zwei Lebensjahren. Sie ist durch ein drei Tage andauerndes hohes kontinuierliches Fieber gekennzeichnet und endet mit dem Auftreten eines feinfleckigen Hautausschlags, der vor allem am Körperstamm und im Nacken auftritt und in wenigen Tagen verblasst. Generell zeigt das Auftreten des Exanthems eine gute Reaktionslage des Immunsystems an.

Statistisch zeigt sich bei dieser Erkrankung ein erhöhtes Risiko für Fieberkrämpfe. Dennoch sollte auch hier eine medikamentöse Fiebersenkung vermieden werden. Beachten Sie bitte das Kapitel über Fieber (siehe Seite 33).

Naturheilkundliche Tipps:
- Eine über die Allgemeinbehandlung hinausgehende Behandlung ist in der Regel nicht erforderlich, eine spezifische Therapie existiert nicht. Es ist auf ausreichende Flüssigkeitszufuhr zu achten, am besten mit Tees, die die Peripherie öffnen, also Schwitzen befördern, z. B. Lindenblüten. Zur Erleichterung können Einläufe gemacht werden (Durchführung siehe Seite 95).

- Als homöopathisches Einzelmittel ist die Gabe von Aconitum D6, 5 x täglich 5 Globuli, sinnvoll. Auch das Schüßler-Salz Nr. 3 Ferrum phosphoricum D12 kann Erleichterung bringen. Generell ist aber eine fürsorgliche Begleitung völlig ausreichend und eine Therapie nicht erforderlich (siehe auch den Abschnitt „Allgemeinbehandlung" auf Seite 17).
- Treten Durchfall oder Erbrechen auf, ist besonders auf den Flüssigkeitshaushalt zu achten. Außerdem kann die Gabe von Nux vomica D6 5x, täglich 5 Globuli erfolgen.

HHV-8: Auslöser seltener Erkrankungen

Die von diesem Herpesvirus ausgelösten Erkrankungen sind extrem selten und treten fast ausschließlich bei immungeschwächten Personen meist im Rahmen einer HIV-Infektion auf. Diese ist zum Glück mittlerweile schulmedizinisch recht gut behandelbar. HIV spielt in meiner Praxis nur eine untergeordnete Rolle, weshalb ich mir erlaube, nicht im Speziellen darauf einzugehen. Es sei an dieser Stelle lediglich auf die beschriebenen unterstützenden Maßnahmen zur Allgemeinbehandlung und Stärkung des Immunsystems verwiesen. Eine ausführliche Behandlung des Themas würde den Rahmen dieses Ratgebers sprengen.

> Die von diesem Herpesvirus ausgelösten Erkrankungen treten fast ausschließlich bei immungeschwächten Personen meist im Rahmen einer HIV-Infektion auf.

Kinderkrankheiten

Masern

Über Masern gab es in den letzten Jahren eine ausführliche öffentliche Diskussion. Seit dem 1. März 2020 gilt das Masernschutzgesetz als ein Teil des Infektionsschutzgesetzes. Es schreibt eine Impfung gegen Masern für nach 1970 Geborene verbindlich vor. Derzeit sind in Deutschland keine Einzelimpfstoffe verfügbar, sodass der Masernimpfpflicht nur mit der Dreifachimpfung gegen Mumps, Masern und Röteln (MMR) nachgekommen werden kann. Die sachgerechte Impfung hinterlässt wie die durchgemachte Erkrankung eine lebenslange Immunität. Die Masern treten heutzutage in Deutschland nur noch selten auf, dennoch folgt hier eine kurze Beschreibung des Krankheitsverlaufs und der impfpflichtbegründenden Komplikationen.

Die Masernerkrankung ist eine hochinfektiöse Erkrankung, die vor allem Kinder betrifft und typischerweise im Alter zwischen zwei und sieben Jahren auftritt. Sie wird daher zu den Kinderkrankheiten gezählt. Treten Masern im Säuglingsalter oder im späteren Leben auf, ist die Gefahr von Komplikationen deutlich erhöht. Ausgelöst wird die Erkrankung durch das Masernvirus, ein RNA-Virus aus der Familie der Paramyxoviren, zu der auch die Erreger von Mumps, Röteln, Pseudokrupp und das RS-Virus gehören.

Die Ansteckung erfolgt durch direkten Kontakt oder Tröpfcheninfektion (Anhusten) über die Atemwegsschleimhäute oder die Augenbindehäute. Der Krankheitsverlauf ist durch die für Infektionskrankheiten typischen Stadien gekennzeichnet:

- Zunächst die Inkubationszeit von der Ansteckung bis zum Krankheitsausbruch etwa acht bis zehn Tage.
- Dann folgt das unspezifische sogenannte Prodromalstadium: Die Kinder entwickeln Fieber und sind verschleimt und verrotzt, das heißt, die Schleimhäute reagieren mit starker Sekretion. Es gibt Schnupfen, produktiven Husten und Augenbindehautentzündung. Andere allgemeine Krankheitssymptome wie Müdigkeit und Kopfschmerzen sind möglich.
- Nach etwa zwölf Tagen geht die Erkrankung ins Exanthemstadium über: Der maserntypische großfleckige Hautausschlag (das Exanthem) tritt auf. Es beginnt in der Regel hinter den Ohren und breitet sich dann über den ganzen Körper aus. Dabei flammt das Fieber noch einmal auf (zweiphasiger Verlauf). Ansteckend sind die Kinder etwa vier Tage vor und vier Tage nach Auftreten des Hautausschlags. Nach etwa fünf Tagen verschwindet das Exanthem unter Bildung von Schuppen wieder.

- Das Erholungsstadium (die Rekonvaleszenz) von etwa sechs Wochen zu beachten ist wichtig, da das Immunsystem in dieser Zeit geschwächt sein kann und die Kinder häufig infektanfälliger sind.

> **Es gibt keine spezifische Therapie gegen Masern – sie beschränkt sich auf das liebevolle Begleiten des erkrankten Kindes.**

Es gibt keine spezifische Therapie gegen Masern. Sie beschränkt sich auf das liebevolle Begleiten des erkrankten Kindes. Besonders wichtig ist hier wie so oft körperliche und seelische Wärme, auch Körperkontakt, sowie ausreichend warme Getränke. Eine besondere Rolle kommt hier dem Fieber zu, ist es doch die einzige Möglichkeit des Körpers, das Virus abzuwenden. Deshalb ist Fiebersenkung bei ansonsten gesunden Kindern kontraindiziert und das Fieber sollte lediglich sinnvoll begleitet werden.

Während des oft hohen Fiebers gehören die Kinder (und betroffene Erwachsene) unbedingt ins Bett. Ansonsten empfiehlt sich die beschriebene Allgemeinbehandlung bei viralen Infekten. Homöopathisch ist eine Begleitung mit Belladonna D6 im Wechsel mit Pulsatilla D6, jeweils 5 Globuli alle zwei Stunden, zu empfehlen.

Masern können schwere Komplikationen verursachen. Besonders gefürchtet ist die Entzündung des Gehirns und der Hirnhäute (Meningoenzephalitis), die für Todesfälle und neurologische Folgeschäden verantwortlich sein kann. Sie kommt in Mitteleuropa bei einem von 1000 erkrankten Kindern vor und endet in zehn Prozent der Fälle tödlich, in Entwicklungsländern sind die Zahlen gravierender. Auch Lungenentzündungen sind möglich und sehr ernst zu nehmen. Häufig kommt es auch zu Durchfällen und Mittelohrentzündungen.

Die Schwere der Komplikationen hat die Impfpflicht unter anderem in Deutschland begründet. Die WHO hat sich zum Ziel gesetzt, die Masern mittels Impfungen auszurotten, was bei einer Impfrate von 95 Prozent der Bevölkerung möglich ist.

Röteln

Die Röteln, lateinisch Rubella, sind eine weitere Kinderkrankheit, deren Auftreten durch die gängige Impfpraxis stark zurückgegangen ist. Ausgelöst werden sie durch das Rötelnvirus, dessen einziger Wirt der Mensch ist. Das Rubella-Virus ist ein einsträngiges RNA-Virus, die Übertragung erfolgt durch Tröpfchen und Aerosole. Die Erkrankung ist hochansteckend und hinterlässt eine lebenslange Immunität. Der Verlauf ist oft nicht eindeutig, oft auch symptomlos, und die Hauterscheinungen wenig charakteristisch. Daher ist eine eindeutige Diagnose aus dem klinischen Bild schwer zu stellen und bedarf der labormäßigen Absicherung.

Die Erkrankung selbst ist an sich unproblematisch. Bei Kindern kommen praktisch keine Komplikationen vor, bei älteren Menschen sind sie selten. Allerdings kann das Virus in der Schwangerschaft auf das Ungeborene übertragen werden und zu schweren Schädigungen, der Rötelnembryofetopathie, führen. Diese kann Fehlgeburten oder Herzschäden, Augentrübungen und Taubheit zur Folge haben und ist eine gefürchtete Komplikation. Durch die Durchimpfung der Bevölkerung tritt diese in Mitteleuropa praktisch nicht mehr auf; weltweit geht man von jährlich etwa 100.000 Fällen aus.

> Durch die Durchimpfung der Bevölkerung treten Röteln in Mitteleuropa praktisch nicht mehr auf.

Eine spezifische Behandlung der Röteln gibt es nicht. Naturheilkundlich verwenden Sie das gleiche Vorgehen wie bei einem allgemeinen viralen Infekt (siehe Seite 50).

Mumps

Mumps oder Ziegenpeter, lateinisch Parotitis epidemica, ist eine weitere durch Viren verursachte klassische Kinderkrankheit. Einmal durchgemacht, hinterlässt sie lebenslange Immunität. In meiner Kindheit noch häufig, tritt sie heutzutage nur noch selten auf. In Deutschland gab es 2019 nur noch knapp 600 Fälle. Der Grund ist die schon lange übliche Dreifachimpfung gegen

Mumps, Masern und Röteln, die seit Inkrafttreten des Masern-
schutzgesetzes de facto verpflichtend geworden ist.

Mumps wird durch ein einsträngiges behülltes RNA-Virus aus
der Familie der Mumpsviren ausgelöst. Dieser kommt nur bei
Menschen vor und ist hochansteckend. Die Übertragung erfolgt
durch Tröpfchen, Aerosole oder direkten Kontakt. Dabei sind
symptomlose Verläufe nicht selten. Klassisch ist aber der Beginn
mit Fieber und der typischen Schwellung der Ohrspeicheldrüse
(„dicke Backe") was zum Abstehen der Ohrläppchen führt. Dies
kann sehr schmerzhaft werden. Zusätzlich können sich weitere
Speicheldrüsen entzünden, in bis zu fünf Prozent der Fälle auch
die Bauchspeicheldrüse. In diesem Fall kommt es zu Bauchschmerzen, Erbrechen und fettigen Durchfällen. Dies ist schon
als ernste Komplikation zu werten. Zusätzlich können Hirnhautentzündungen mit typischer Nackensteife und Schmerzen und
bei Jungen Hodenentzündungen auftreten, in deren Folge es zu
Unfruchtbarkeit kommen kann.

Tipps zur Behandlung:

Wichtigste Maßnahme ist eine strikte Bettruhe und fettarme
Schonkost, um die Bauchspeicheldrüse zu entlasten. Säfte und
Säurehaltiges sollte vermieden werden, denn der ausgelöste Spei-
chelfluss verstärkt die Schmerzen.

Therapeutisch ist die Gabe von Schmerzmitteln möglich, wobei die damit verbundene Fiebersenkung durch Ibuprofen oder
Paracetamol in meinen Augen eher unerwünscht ist (siehe den
Abschnitt zu Fieber auf Seite 33). Hier hilft Tee von Mädesüßblüten, der auch noch gut schmeckt. Bei schwereren Verläufen ist in
jedem Fall die Kinderärztin hinzuzuziehen.

Naturheilkundlich empfiehlt sich die Gabe von Belladonna,
die auf Schmerzen und Fieber gleichermaßen beruhigend wirkt.
Weleda stellt eine alkoholfreie Zubereitung her, Belladonna Rh
D6, von der stündlich 5 Tropfen gegeben werden. Alternativ kön-

> Wichtigste Maßnahme: eine strikte Bettruhe und fettarme Schonkost.

nen Apis Belladonna Globuli von Wala gegeben werden, anfangs ebenfalls stündlich 5 Globuli.

Kommt es zu Bauchbeschwerden, hilft die Wegwarte, die in dem anthroposophischen Mittel Cichorium/Pancreas comp. von Wala gegeben wird, 3 x täglich 5 Globuli.

Seltene Viruserkrankungen

Macht man sich bewusst, welche fürchterlichen Viruserkrankungen es in den Tropen gibt, kann man eigentlich angesichts der viralen Bedrohungen in Mitteleuropa recht entspannt sein: Gelbfieber, Ebola, Marburg, Lassa, Dengue und andere. Insbesondere die von diesen Viren ausgelösten hämorrhagischen Fieber sind schlichtweg fürchterlich. Die Betroffenen haben hohes Fieber und teils massive innere Blutungen im Verdauungstrakt und den Nieren. Teilweise sterben über 50 Prozent der Erkrankten, die Infektiösität ist extrem hoch und in den Ländern des globalen Südens fehlen vielerorts Kenntnisse, medizinisches Personal, einfachste Materialien und eine medizinische Infrastruktur. Bis jetzt erscheint es fast wie eine glückliche Fügung, dass es nicht zu größeren Verbreitungen in Millionenstädten mit fatalen Folgen kam, man denke nur an die letzte große Ebola-Epidemie 2014 bis 2016 in Westafrika. Es steht zu hoffen, dass trotz des globalen Tourismus die Verbreitung dieser Viren weiterhin unter Kontrolle bleibt.

Gegen einige der genannten Erkrankungen gibt es Impfungen, z. B. gegen Gelbfieber, gegen andere wie Ebola nicht, und die Behandlung ist ausschließlich symptomatisch. Da es auch noch eine Reihe weiterer viraler Erkrankungen gibt, die man sich auf Tropenreisen zuziehen kann, empfiehlt es sich nach der Rückkehr, insbesondere bei unklaren Beschwerden eine Tropenmedizinerin oder das entsprechende Tropeninstitut aufzusuchen.

Nach der Rückkehr aus den Tropen empfiehlt es sich, insbesondere bei unklaren Beschwerden das Tropeninstitut aufzusuchen.

Dabei macht es sicher einen Unterschied, ob man in einem Ressort mit westlichem Standard drei Wochen Urlaub am Meer gemacht hat oder eine Dschungeltour. In jedem Fall ist eine angemessene Reisevorbereitung und Prophylaxe unerlässlich.

Rekonvaleszenz

Die Erholung danach

Leider wird sie allzu oft vergessen: die nötige und extrem wichtige Erholungsphase nach einer Virusinfektion. Eine heftige virale Erkrankung wirkt oft noch lange nach. Man ist zwar wieder gesund, die vorher gewohnte Fitness will sich aber noch nicht recht einstellen. Im ungünstigsten Fall flackert die Erkrankung sogar wieder auf. Dies ist gerade bei grippalen Infekten nicht selten, wenn man zu früh versucht, wieder Vollgas zu fahren. Oft ist man noch einige Zeit körperlich wie geistig weniger leistungsfähig, und manche Symptome bleiben noch länger bestehen. In jüngster Zeit konnten wir dies leider bei den Covid-19-Infektionen beobachten. Ich durfte in meiner Praxis einige Menschen mit solchen Spätfolgen (mittlerweile als „Long Covid" bezeichnet) behandeln, was mit Naturheilkunde recht erfolgreich möglich ist. Was ist also nach einer solchen Erkrankung zu tun?

Eine länger andauernde Infektion bedeutet eine große Anstrengung für den Organismus, der sich ja mit vollem Ressourceneinsatz wehrt. Sie können den Energieaufwand mit einem Marathonlauf vergleichen. Danach ist man zwar froh und glücklich, im Ziel angelangt zu sein, aber auch müde und erschöpft und die Muskeln sind übersäuert. Nach einer Infektion gilt es, die folgenden Punkte zu beachten.

Ausruhen

Sorgen Sie für ausreichenden und erholsamen Schlaf. Übertreiben Sie körperliche Aktivitäten nicht und genießen Sie erst mal Spaziergänge, anstatt zu joggen. Sie dürfen ruhig noch eine Zeit langsamer machen. Gerade wenn noch ein paar restliche Viren übrig geblieben sind, besteht die Gefahr, dass eine zu frühe Anregung des Stoffwechsels durch körperliche Anstrengung auch die Virusvermehrung wieder ankurbelt. Hier liegt die Erklärung für einen möglichen Rückfall, der in der Regel schlimmer verläuft. Der Körper war ja schon vorher stark gefordert.

> Nach einer Infektion ist Erholung extrem wichtig.

Eisenmangel

Ein häufiges Phänomen nach längeren Infektionen ist die sogenannte Infektanämie. Der Körper hat größere Mengen Eisen verbraucht, um sich mit der Erkrankung auseinanderzusetzen. Wenn Sie körperlich sehr schlapp sind, empfiehlt es sich, über ein Blutbild zu prüfen, wie die Situation ist. Generell ist es aber sinnvoll, Eisen in angepasster Konfiguration einzunehmen. Bei einem echten Eisenmangel empfehlen sich Präparate wie Kräuterblut, das für die Eisenaufnahme wichtige Bitterstoffe enthält, oder etwas Ähnliches. Fragen Sie hierzu Ihre Apothekerin nach einem bewährten Präparat. Eine reine Eisensubstitution ist meiner Erfahrung nach häufig weniger wirkungsvoll und führt mitunter auch noch zu Verstopfung.

Auch wenn kein manifester Eisenmangel nachweisbar ist, sind potenzierte Eisenpräparate dennoch oft hilfreich. Ein gutes Mittel für diesen Zusammenhang ist das Meteoreisen comp. von Wala, das neben einer Eisenkonfiguration auch noch Kieselsäure und Phosphor enthält. Alle drei sind homöopathisch aufbereitet und somit als Reiz zu verstehen. 3 x 5 Globuli über 4 Wochen genommen wirken unterstützend. Eine andere Variante wäre das Schüßler-Salz Nr. 3 Ferrum phosphoricum D6, 3 x 1 Tablette ebenfalls über 4 Wochen.

Auffüllen von verbrauchten Ressourcen

Hier sind an erster Stelle Mineralien zu nennen, die durch Durchfälle und Schwitzen verloren gegangen sind. Ich verwende hier die hervorragenden Neukönigsförder Mineraltabletten, die alle Mineralien des Blutserums in den entsprechenden Verhältnissen enthalten. Der Körper kann sich also nach Bedarf bedienen, ohne dass etwas durcheinanderkommt. Im Übrigen enthält dieses Mittel natürlich auch Eisen und würde daher auch dieses Thema mit abdecken. 3 x 1 Tablette täglich ist meist ausreichend.

Nahrungsergänzungsmittel und Vitamine

Es gibt einen riesigen Markt für Nahrungsergänzungsmittel und Vitamine, dem ich eher skeptisch gegenüber stehe. Hier wird oft im Schneeballsystem und auf Provisionsbasis viel Geld verdient. Die Produkte wirken oft so, als würde einfach alles, was in der öffentlichen Wahrnehmung schon mal als „gesund" angesehen wurde, zusammengeschüttet. Ob unser Körper die vermeintlich wohltätigen Stoffe überhaupt aufnehmen kann, ist fragwürdig. Es mag sicher Ausnahmen geben; wenn Sie gute Erfahrungen mit einem Produkt haben, bleiben Sie dabei.

Oft stehen aber Kosten und Nutzen in keinem Verhältnis. Es macht meiner Meinung nach viel mehr Sinn, sich bewusst zu ernähren und dem Körper auf diese Weise Gutes zu tun. In Mitteleuropa Mangelzustände zu postulieren, wirkt etwas absurd. Eine sinnvolle Nahrungsergänzung sind Wildfrüchte, Wildkräuter und Gewürzpflanzen. Eine Firma sei aber an dieser Stelle doch lobend erwähnt: Dr. Pandalis stellt eine Reihe guter und vor allem in Studien geprüfter Präparate her (und nein, ich bekomme keine Prozente).

Eine wichtige Regel zum Schluss: Verwenden Sie Nahrungsergänzungsmittel nicht dauerhaft, sondern immer als Kur. Durch den Rhythmus vermeiden Sie Gewöhnungseffekte, die Aufnahme bleibt effizient und die Mittel wirken besser. Auch Ihrem Geldbeutel ist so gedient.

Ernährung

Die verschiedenen Ernährungslehren sind ein wahrer Dschungel an gut begründeten Vorschlägen, die sich untereinander teils massiv widersprechen. Es scheint fast so, als hätte jeder Mensch, der sich selbst mit einer bestimmten Ernährungsform helfen konnte, daraus Allgemeingültigkeit abgeleitet. Es bleibt also auch in diesem Feld notwendig, eigene Erfahrungen zu machen und herauszufinden, was Ihnen gut tut. Wir sind nun mal Individuen. Wenn Sie also hoffentlich nicht an einer schweren Erkrankung leiden, die drastische Diäten notwendig macht, können Sie fröhlich ausprobieren. Damit es sich nicht wie Verzicht anfühlt, stellen Sie es sich als eine Abenteuerreise vor: Sie sind einfach für eine bestimmte Zeit in einem neuen Land und finden die unten beschriebenen Bedingungen vor. Bereit für diese Reise?

Nach einem schweren Infekt empfiehlt es sich, einen konsequenten Versuch zu machen. Ich wage daher einmal einen Vorschlag: Folgen Sie für vier Wochen den im Folgenden beschriebenen Grundüberlegungen. Sie werden überrascht über den Gewinn an Energie sein und viel Neues über Ihren Körper und stärkende Ernährung lernen.

- Verwenden Sie ausschließlich Nahrungsmittel aus biologischer, am besten biologisch-dynamischer Produktion. Wenn Sie die folgenden Punkte beachten, wird das auch nicht teurer als sonst und Sie sparen zusätzlich die Vitaminpillen.
- Essen Sie keinen Zucker, Weißmehl und ähnliche leicht verdauliche Kohlenhydrate. Honig vom regionalen Imker des Vertrauens ist in Ordnung.
- Sie können einmal die Woche Fleisch essen, aber keine Wurstwaren (eben nur den „Sonntagsbraten"). Bitte in jedem Fall Biofleisch verwenden.

- Dasselbe gilt für einmal die Woche Fisch („Freitag ist Fischtag").
- Kochen Sie einmal täglich selbst, es gibt eine Fülle von hervorragenden Rezepten und Kochbüchern.
- Verwenden Sie keine Produkte der Nahrungsmittelindustrie, keine Fertigprodukte, keine Farbstoffe, Geschmacksverstärker und Ähnliches. Es gilt der Grundsatz: Was ein Erstklässler nicht flüssig aussprechen kann, gehört nicht ins Essen.
- Verwenden Sie reichlich Gewürzpflanzen, Wildkräuter und Wildfrüchte.
- Trinken Sie etwa zwei Liter täglich, Wasser und Kräutertees, die basisch sind. Kaffee in Maßen ist erlaubt, zählt aber nicht zu den zwei Litern. Ein Glas Wein oder Bier am Abend ist in Ordnung, Rotwein wäre zu bevorzugen.
- Betrügen Sie sich nicht selbst: Die Schokolade oder Chips am Abend bitte konsequent weglassen.

> Nach einem schweren Infekt empfiehlt es sich, einen konsequenten Versuch in Richtung gesunde Ernährung zu machen.

Um dieses Programm durchzuziehen, braucht es zum einen die zeitliche Begrenzung auf vier Wochen (das schaffen Sie!) und zum anderen eine Einstellung, die Lust auf dieses Abenteuer hat. Mit Leichenbittermiene Körner kauen ist nämlich auch nicht gesund. Ihr Wohlbefinden wird es Ihnen nach einer kurzen Anfangsphase danken. Vielleicht machen Sie ja einen „Familienurlaub" daraus, mit Kochwettbewerben oder ähnlicher Animation. Preiswerter als vier Wochen Thailand wird es allemal.

Stärkung des Immunsystems: Echinacea

Der Sonnenhut, Echinacea, wird in diesem Buch ausführlich besprochen (siehe Seite 189). Er ist leider eine etwas missverstandene Heilpflanze. Zur Behandlung eines akuten Infekts gibt es wirksamere Pflanzen, was die unterschiedlichen Studienergebnisse erklären mag. Der richtige Zeitpunkt der Anwendung ist jetzt gekommen: nach einem durchgemachten Infekt.

Wenn das Immunsystem wie nach einem zwölf Runden dauernden Schwergewichtsboxkampf schwer atmend in der Ecke liegt, hilft Sonnenhut hervorragend. Ist der Infekt mindestens eine Woche vorbei, können Sie mit einer Echinacea-Kur beginnen. Dadurch wird die Abwehr stimuliert und fit gemacht. Nehmen Sie ein gut eingeführtes und untersuchtes Präparat, z. B. Echinacin®, in mittlerer Dosierung für vier Wochen ein. Ihr Apotheker kann Sie bezüglich Präparat und Dosierung beraten. Achten Sie dabei bitte auf die Qualität und nicht auf den Preis.

Ausleitung, Entsäuerung, Entgiftung

Dieses große Thema ist eine Kernkompetenz der Naturheilkunde. Schon im „Regelbetrieb" entstehen in Ihrem Körper eine Fülle von Säuren und anderen Stoffwechselabbauprodukten, mit denen der Organismus umzugehen hat. Die Königsdisziplin ist natürlich Recycling: Viele Stoffe werden umgebaut und einer sinnvollen Verwendung zugeführt. Es bleibt aber ein Teil übrig, der ausgeschieden werden muss. Nach einem schweren Infekt sind dies natürlich noch wesentlich mehr Substanzen. Es sind viele Zellen zerstört worden, und überall befinden sich Abbauprodukte, die auf die Schnelle noch nicht entsorgt werden konnten, weil die Auseinandersetzung mit dem Virus oberste Priorität hatte. Es sieht innerlich vor allem im Lymphsystem aus wie nach einer wilden Party, um diese Analogie zu bemühen. Überall liegen Kippen und Bierflaschen herum, und über den Zustand der Küche und Sanitärräume sprechen wir besser gar nicht. Anders als beim Thema Nahrungsergänzung („Was tue ich rein?") geht es nun also um die Frage, wie wir unseren Körper unterstützen können, Stoffe auszuscheiden.

> Ausleitung, Entsäuerung und Entgiftung sind Kernkompetenzen der Naturheilkunde.

Es gibt ein paar einfache Prinzipien und Maßnahmen, die konsequent beachtet wahre Wunder wirken. Wie Vieles in der Naturheilkunde sind sie eher unspezifisch, verbessern also die allgemeinen Bedingungen. Die Chefärztin einer Klinik wäre arbeitsunfähig ohne das Reinigungspersonal. Damit der Körper überhaupt entgiften und ausscheiden kann, müssen die Wege geöffnet werden. Es gibt vier Ventile dafür:

1. **Die Atmung:** Bei jedem Ausatmen scheiden Sie Kohlendioxid bzw. Kohlensäure aus. Der Organismus entsäuert also. Täglich zehn Minuten Atemübungen an frischer Luft, am besten im Wald oder im Park, sind eine gute Unterstützung. Auch moderate Bewegung, die zu tieferer Atmung führt, erfüllt diesen Zweck.

2. **Die Nieren:** Alle wasserlöslichen Substanzen können über die Nieren ausgeschieden werden. Dabei filtern diese das Blut, können aber auch aktiv Stoffe ausscheiden. Wichtig ist hier ausreichendes Trinken von Kräutertees, die die Niere unterstützen. Klassische Nierenpflanzen sind Goldrute, Katzenbart oder Hirtentäschel. Auch entsäuernde Pflanzen wie Brennnesseln oder Löwenzahn verbessern die Ausscheidung.

3. **Die Leber und der Darm:** Die Leber ist die große Entgiftungsfabrik des Körpers. Hier werden Substanzen so gebunden, dass sie entweder wasserlöslich, also nierengängig sind, oder aber fettlöslich. Letztere werden dann über die Gallenflüssigkeit in den Darm ausgeschieden und verlassen so den Körper.

Allerdings können gerade fettlösliche Stoffe mit den Nahrungsfetten wiederaufgenommen werden und so zwischen Darm und Leber zirkulieren. Eine simple Maßnahme, diesen Kreislauf zu unterbrechen, besteht in der gelegentlichen moderaten Einnahme von medizinischer Kohle. Natürlich sollte die Dosis keine Verstopfung produzieren. Ein gutes Mittel, das zusätzlich noch die entzündungswidrige Kamille und antimikrobielle Myrrhe enthält, ist Myrrhinil Intest® von Repha. Es kann auch bei Reizdarm und unspezifischen Durchfällen gegeben werden.

Damit die Leber ihre Arbeit gut machen kann, unterstützen Sie sie mit Leberpflanzen wie Mariendistel, Artischocke oder Kurkuma. Der erwähnte Löwenzahn stellt die Verbindung zur Nierenausscheidung her. Er wirkt gallen- und harntreibend. Außerdem bzw. gleichzeitig sollten Sie für einen guten Stuhlgang sorgen.

Hierzu bietet sich eine ballaststoffreiche Ernährung an, vor allem aber auch pflanzliche Schleime, die sich z. B. in Leinsamen reichlich finden. Machen Sie einmal das Experiment, 1 TL Leinsamen länger zu kauen. Das Ergebnis ist beeindruckend. Sollten Sie also einen etwas trägen Stuhlgang haben, empfiehlt sich Naturjogurt mit Leinsamen.

4. **Die Haut:** Die Haut ist unser größtes und universellstes Organ und fungiert als „dritte Niere". Regen Sie die Hautausscheidung an. Über die Schweißdrüsen scheidet der Körper eine Menge Säuren (Säureschutzmantel der Haut) und auch Giftstoffe aus. Außerdem atmet die Haut dann besser. Regelmäßiges Schwitzen ohne Stress entweder durch Bewegung oder Sauna sind extrem hilfreich. Auch Bürsten und wechselwarmes Duschen unterstützt die Hautfunktion. Schweißtreibende Tees wie Lindenblüten oder Holunderblüten wirken ebenfalls in diese Richtung.

Zwei wichtige Komponenten, um die beschriebenen Prozesse der Entgiftung und Ausleitung zu unterstützen, sind Bitterstoffe und Schwefel. Beide können gut in die Ernährung eingebaut und/oder dem Körper über Heilpflanzen zugeführt werden.

> Bitterstoffe und Schwefel unterstützen die Prozesse der Entgiftung und Ausleitung

- **Bitterstoffe** haben vielfältige Wirkungen. Sie regen die gesamten Drüsen im Körper an. Dies gilt schwerpunktmäßig für die Verdauung und die Leber, letztlich aber für alle anderen auch, z. B. die Bronchialdrüsen. Für das Thema Entsäuerung ist es gut zu wissen, dass die durch Bitterstoffe angeregte Salzsäurebildung durch den Magen gleichzeitig im Blut zu einem Basenüberschuss führt. Bei der Kochsalzspaltung entsteht auf der einen Seite Salzsäure, auf der anderen, der Blutseite, das basische Natron. Damit hat der Organismus genug Basen, um die im Stoffwechsel entstandenen Säuren zu binden und zur Ausscheidung zu bringen. Sie können sich Bitterstoffe beispielsweise über die folgenden Nahrungsmittel zuführen: Oliven, Chicorée, Endivien, Radicchio, Grapefruit, Artischocken, sehr dunkle Schokolade (über 90 % Kakao), verschiedene Gewürzkräuter, alte Gemüsesorten und Wildfrüchte. Außerdem enthalten viele Heilpflanzen Bitterstoffe, z. B. Schafgarbe, Löwenzahn, Tausendgüldenkraut (sehr bitter) oder Wermut (noch bitterer), um nur einen kleine Auswahl aufzuführen.

- **Schwefel bzw. schwefelhaltige Senfölglykoside** sind für viele Entgiftungsprozesse essenziell. Viele ausscheidungspflichtige Toxine, z. B. Schwermetalle, werden in der Leber an Schwefelkomponenten gebunden. Auch der Wiederaufbau der Darmflora beispielsweise nach Antibiotikagabe wird unterstützt. Darüber hinaus wirken Senfölglykoside direkt antimikrobiell, also gegen Viren, Bakterien und Pilze. Sie finden diese Stoffe vor allem in Nahrungs- und Heilpflanzen aus den Familien der Kreuzblütler und der Liliengewächse. Zu Ersteren gehören alle Kohlarten, alle Kressen, aber auch Hirtentäschel, Senf und Meerrettich. Zu den Lilien gehören alle Lauche, also Zwiebel, Bärlauch, Schnittlauch, Porree und Knoblauch. Alle diese Pflanzen sollten in der Küche und in Tees je nach Geschmack und Verträglichkeit reichlich verwendet werden.

Spätfolgen vermeiden

Im Zuge der Corona-Pandemie sind Spätfolgen von Virusinfekten stärker ins Bewusstsein der Öffentlichkeit gerückt. Es gibt aber neben Long Covid noch eine Reihe von anderen vergleichbaren Spätfolgen, die durch andere Virusinfekte ausgelöst werden, zumindest liegt der Verdacht nahe. Das Spektrum reicht von länger anhaltender Schwäche, Leistungsknick, Konzentrationsproblemen und Haarausfall bis zum chronischen Müdigkeitssyndrom CFS. Während sich die meisten Symptome nach einigen Wochen bis Monaten zum Glück verabschieden, können einige, besonders CFS, auch dauerhaft bleiben.

Die Ursachen für die entsprechenden Symptome sind noch weitgehend unerforscht. Studien legen aber nahe, dass es sich um eine Fehlsteuerung des Immunsystems handeln kann und durch

die Virusinfektion die Bildung sogenannter Autoantikörper ausgelöst wird. Auch scheint die resultierende mangelnde Elastizität
der roten Blutkörperchen ein wichtiger Faktor zu sein.

Nun ist im Grunde genommen jede naturheilkundliche Behandlung bereits eine Vorbeugung von Spätfolgen, da ja immer
der Organismus und sein Immunsystem gestärkt werden. Im vorangegangenen Abschnitt finden Sie zudem eine ganze Reihe von
sinnvollen Maßnahmen, um den Heilungsverlauf abzuschließen
und den Körper wieder fit zu machen. Ergänzend seien an dieser
Stelle noch ein paar Mittel genannt:

> Jede naturheil-
> kundliche Behand-
> lung ist im Prinzip
> eine Vorbeugung
> von Spätfolgen, da
> immer der Organis-
> mus und sein
> Immunsystem
> gestärkt werden.

- Wirklich hilfreich sind Wildfruchtsäfte oder zuckerfreies Mus
  als Kur, von denen 1–3 TL täglich eingenommen werden sollten: Sanddorn, Schlehe, Hagebutte und Holunder sind hier
  vor allem zu nennen. Sie können mit etwas regionalem Imkerhonig eingenommen werden.
- Weißdorn ist eine Pflanze, die vor allem für ihre Wirkung auf
  das Herz bekannt geworden ist. Sie ist als Rosengewächs absolut ungiftig und stärkt das Herz und die Blutgefäße. Sie wirkt
  außerdem schlaffördernd. Vermutlich verbessert sie auch die
  Fließeigenschaften des Blutes. Weißdornblätter und -blüten
  können alleine als Tee getrunken werden oder als Zusatz zum
  Rekonvaleszenztee (siehe oben). Es gibt aber auch alkoholische Zubereitungen als Tinktur oder Extrakt, von denen 3 x
  täglich 10 Tropfen verdünnt eingenommen werden. Eine Alternative zu Tee und Tropfen ist die homöopathische Zubereitung Crataegus D2, von der 3 x 5 Globuli täglich eingenommen werden können. Auf standardisierte Tabletten kann in
  diesem Fall verzichtet werden.
- Kieselsäure ist ein wesentliches Mittel, um chronische Entzündungen zu behandeln und zu vermeiden. Sie wirkt struk-
  turstärkend und reorganisiert das retikuläre Bindegewebe,
  den Bildungsort unserer Abwehrzellen. Dieses Ursprungsge-
  webe findet sich überall im Körper, vor allem aber in Lymph-

knoten und anderem lymphatischem Gewebe, Milz und Knochenmark. Kieselsäure kann einfach als Silicea D12, das Schüßler-Salz Nr. 11, eingenommen werden, 3 x 1 Tablette täglich über 4–8 Wochen als Kur. Kieselsäure ist auch in vielen Mittel vorhanden, z. B. im Meteoreisen comp. von Wala, das ebenfalls ein gutes Rekonvaleszenzmittel ist. Hier wären 3 x 5 Globuli täglich eine gute Dosierung. Beide Mittel können im vierwöchigen Rhythmus abgewechselt werden. Kieselsäure findet sich auch in zahlreichen Pflanzen wie Schachtelhalm und dient in der entsprechenden Teemischung der Regeneration von Strukturen nach Lungenentzündung (siehe Seite 96).

- Ein weiteres wichtiges Vorgehen ist die Unterstützung der Milz, die ja ein Bindeglied zwischen Lymphe und Blut darstellt. Sie ist ein wichtiger Teil des Immunsystems und dient der Verjüngung des Blutes. Das Mittel Lien comp. von Wala 3 x 5 Globuli über längere Zeit leistet hier gute Dienste.

- Als letztes Mittel sei das bereits beim Pfeifferschen Drüsenfieber erwähnte Causticum D12 genannt. Dieses von Hahnemann selbst entwickelte Mittel wirkt bei allen Schwächezuständen und bei lang anhaltendem Husten. Charakteristisch ist die Verschlimmerung bei Wärme und Trockenheit bzw. die Besserung durch Kälte, auch kalte Getränke und Feuchtigkeit. Es können 2 x täglich 5 Globuli oder Tropfen der D12 eingenommen werden.

Natürlich sollten Sie bei Spätfolgen auch einen erfahrenen Heilpraktiker oder eine ganzheitlich orientierte Ärztin aufsuchen, die Sie begleiten.

Abschließend möchte ich aus meiner pflanzenheilkundlichen Expertise heraus einen Rekonvaleszenztee vorschlagen. Er beinhaltet aus oben beschriebenen Gründen eine leicht bittere Note, die unerlässlich ist und an die man sich schnell gewöhnt. Ansonsten ist er aber wohlschmeckend und auch für „Anfänger" geeignet.

Teemischung zur Rekonvaleszenz

MENGE	HEILPFLANZE	WIRKUNG
5 g	Holunderblüten (Sambucus Flores)	ausleitend über die Haut, wohlschmeckend
10 g	Ingwerwurzelstock (Zingiberis Rhizoma)	antiviral, antibakteriell, erwärmend, entkrampfend
20 g	Taigawurzel (Eleuterococcus Radix)	antiviral, immunmodulierend, adaptogen (hilft, mit Stress besser umzugehen), nervenstärkend
30 g	Queckenwurzelstock (Gramina Rhizoma)	nährend und strukturstärkend, „befestigt den Untergrund", Kieselsäure
5 g	Anisfrüchte (Anisum Fructus)	geschmacksverbessernd, antiviral und entkrampfend durch ätherische Öle
15 g	Brennesselblätter (Urtica Folia)	ausleitend, entsäuernd, enthält Eisen, Magnesium und Kieselsäure
15 g	Löwenzahnkraut und -wurzel (Taraxacum Radix cum Herba)	ausleitend, gallen- und harntreibend, entsäuernd, moderate Bitterstoffpflanze
10 g	Bitterorangenschalen (Aurantium Pericarpium)	leichte Bitterwirkung, geschmacksverbessernd
10 g	Zistrosenkraut (Cistus incanus Herba)	deutlich antiviral, verhindert die Virusadsorption, abwehrstärkend

Der Tee sollte morgens und abends getrunken werden. 1 EL pro Tasse überbrühen und etwa 20 Minuten zugedeckt ziehen lassen. Bitte nicht süßen. Dieser Tee kann sehr gut als Basisbehandlung das verbindende Element zwischen weiteren oben beschriebenen Maßnahmen sein. Er deckt viele Aspekte ab, die Sie dann je nach Bedarf betonen können. Als Beispiel sei die Kombination mit Eisensubstitution, Ernährung und einem Echinacea-Präparat genannt. Sie sind eingeladen zu tun, was Ihnen sinnvoll, machbar und auch attraktiv erscheint, Erfahrungen zu sammeln und Ihr eigenes abwechslungsreiches Programm zu kreieren. Rhythmus ist ein wesentlicher Faktor, um Gewöhnung und damit nachlassende Wirksamkeit zu vermeiden.

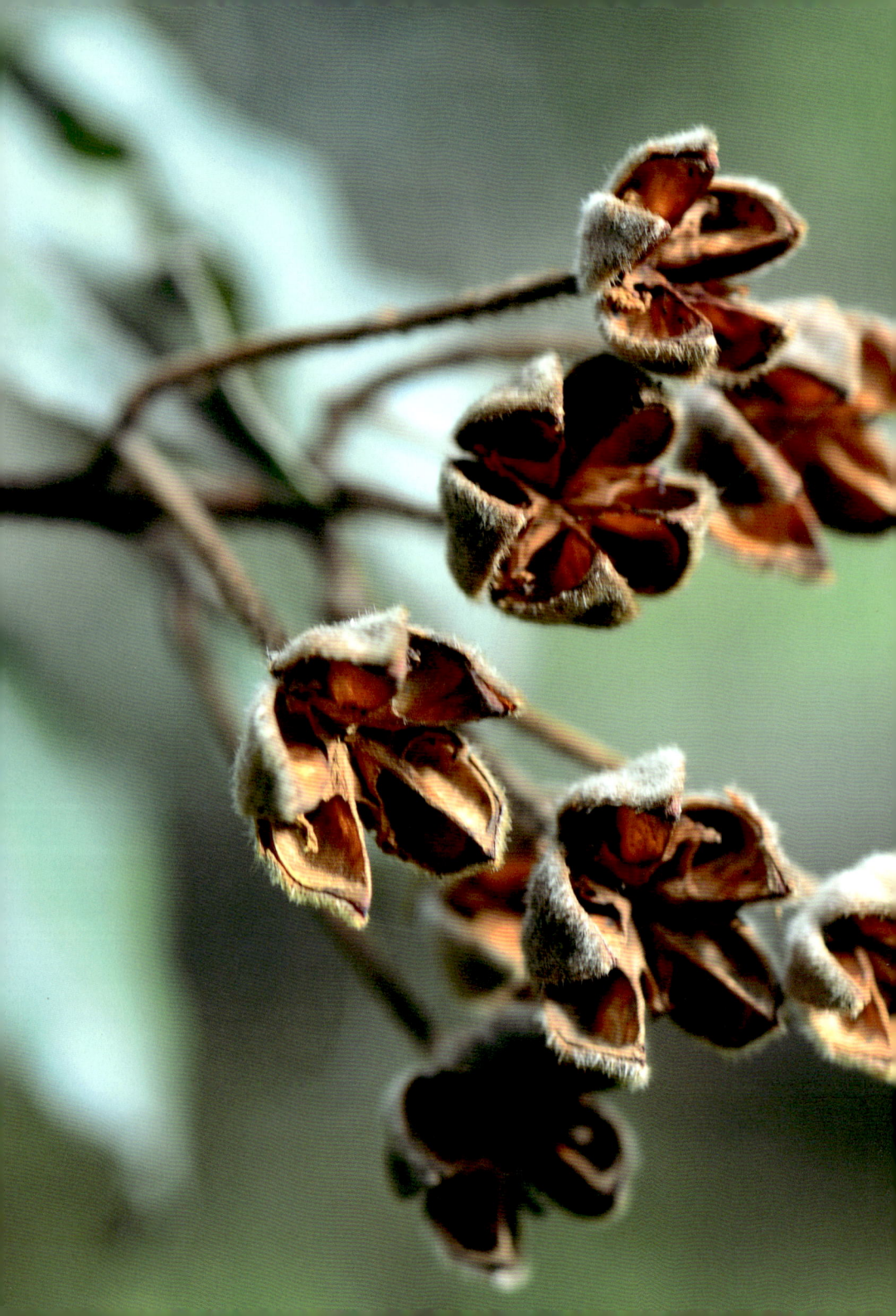

HELFER AM WEGES-RAND: HEILPFLANZEN

In diesem Kapitel lernen Sie meinen Arbeitsschwerpunkt kennen, die Pflanzenheilkunde. Sie erfahren etwas über die wichtigsten antiviralen Inhaltsstoffe und ich verrate Ihnen ein Rezept für einen antiviralen Haustee. Im Hauptteil stelle ich Ihnen meine liebsten und wirksamsten Helferinnen bei Virusinfekten persönlich vor, und am Ende gesellen sich zu den Blumen auch noch kurz die Bienen.

Pflanzenheilkunde: Eine der ältesten Heilweisen

Pflanzenheilkunde hat lange Traditionen von Erfahrungswissen in allen Kulturen.

Die Pflanzenheilkunde oder Phytotherapie ist eine der ältesten Heilweisen. Es gibt hier lange Traditionen von Erfahrungswissen in allen Kulturen, die sich zum Teil in Märchen und Mythen, aber auch in der Kunst widerspiegeln. Die Überlieferungen dieser Erfahrungen sind leider nicht immer erhalten und oft bruchstückhaft. Aber gerade in Deutschland gibt es zum Glück eine Fülle von Literatur aus einer Zeit, in der der Siegeszug der pharmazeutischen Industrie noch nicht begonnen hatte und auch die Ärzte vielfach noch mit Heilpflanzen arbeiteten. Als Beispiel sei das Lehrbuch der biologischen Heilmittel von Dr. Gerhard Madaus aus den 30er Jahren genannt.

Der Versuch der Moderne, Wirksamkeiten ausschließlich über chemische Analysen wissenschaftlich zu beweisen, ist dagegen noch jung. Nur weil man etwas (noch) nicht versteht, heißt es ja nicht, dass eine Wirkung nicht vorhanden ist. Auch sollte man sich über die Grenzen der Methodik bewusst sein. Bei Heilpflanzen handelt es sich immer um Vielstoffgemische. Die rein pharmakologische Betrachtung halte ich einerseits für wichtig, andererseits doch mitunter für recht engstirnig und respektlos gegenüber den Erfahrungen unserer Altvorderen. In der Geschichte der Medizin finden sich zahlreiche Beispiele dafür, wie aus der unvoreingenommenen Betrachtung solcher Erfahrungen wichtige Heilmittel zugänglich wurden.

Wissenschaftliche Studien und die Phytopharmazie liefern wichtige Hinweise auf die Wirkungen einzelner Inhaltsstoffe.

Dennoch liefern wissenschaftliche Studien und die Phytopharmazie wichtige Hinweise auf die Wirkungen zumindest einzelner Inhaltsstoffe. Inwieweit dies dem Lebewesen Heilpflanze und seinem Zwiegespräch mit dem Lebewesen Mensch gerecht wird, steht auf einem anderen Blatt. Häufig zeigt sich in Studien der Gesamtextrakt einer Pflanze wirksamer als isolierte Inhaltsstoffe. Als Beispiele seien hier Johanniskraut und Weißdorn angeführt.

In meiner Praxis gehe ich noch einen Schritt weiter: Ich kombiniere Heilpflanzen zu individuellen Teemischungen (mitunter auch Tinkturen) angepasst an die jeweilige Situation der Betroffenen. Eine Methode, die auf meinen hochverehrten Lehrer Klaus Krämer zurückgeht, der leider 2016 diese Welt verlassen hat. So entsteht ein Vielstoffgemisch, mit dem sich verschiedene therapeutisch wichtige Aspekte abdecken lassen.

Zubereitungen und Anwendung

Es gibt eine Reihe von Möglichkeiten, sich Heilpflanzen nutzbar zu machen, die ich im Folgenden kurz beschreibe. Generell sollten medizinisch wirksame Pflanzen nicht unkritisch über längere Zeiträume eingenommen werden, auch nicht als Nahrungsergänzungsmittel. Zwar ist die Grenze zwischen Nahrung und Heilmittel fließend, aber selbst täglich immer dasselbe zu essen ist zumindest nicht günstig. Das Hauptproblem sind Gewöhnungseffekte, durch die sich die Wirksamkeit verringert. Dies gilt besonders für eine Reiztherapie wie die Pflanzenheilkunde. Der Körper stumpft mit der Zeit für den jeweiligen Reiz ab. Deshalb ist es sinnvoll und hilfreich abzuwechseln. Im ungünstigsten Fall können größere Mengen bestimmter Pflanzen über längere Zeit sogar unangenehme Wirkungen zur Folge haben, Süßholz kann beispielsweise den Blutdruck erhöhen. Rhythmus und Abwechslung sind also gefragt. Deshalb müssen Sie nicht auf Ihren geliebten täglichen Pfefferminztee verzichten, aber gelegentlich auch mal Zistrose, Melisse oder etwas anderes zu trinken, steigert den Genuss am Gewohnten.

Abwarten und Tee trinken

Abwarten und Tee trinken ist eine sehr kraftvolle Möglichkeit, mit Erkrankungen oder Problemen umzugehen. Geduld und (Selbst-)vertrauen sind wichtige Heilmittel. Darüber hinaus aber hat jeder Kräutertee bestimmte gesundheitsfördernde Wirkungen:

- Regelmäßiges Teetrinken rhythmisiert den Tag.
- Teetrinken erhöht die aufgenommene Flüssigkeitsmenge.
- Kräutertee ist basisch und hilft daher, Säuren auszuscheiden.
- Kräutertee führt dem Körper Mineralien zu.

Medizinische Tees

In meiner Praxis hat sich die folgende Vorgehensweise bewährt:

- 1 EL der Teedroge oder Teemischung wird mit etwa 250 ml kochendem Wasser überbrüht, dies entspricht einem größeren Teepott.
- Der Tee sollte sich im Wasser frei entfalten können, das heißt, entweder frei in der Tasse schwimmend oder in einem großen Metalleinsatz. Tee-Eier sind ungünstig. Für viele meiner Patientinnen hat sich die Herstellung eigener Teebeutel mithilfe von Papierteefiltern bewährt. Dies erleichtert die Anwendung und Entsorgung vor allem auch unterwegs oder im Arbeitskontext.
- Wichtig ist es, die Teetasse zuzudecken, damit flüchtige Inhaltsstoffe wie ätherische Öle erhalten bleiben.
- Der Tee sollte wenigstens zwanzig Minuten ziehen, damit auch Wurzeln und Rinden gut ausgezogen werden. Eine reine Blüten- und Kräutermischung benötigt nur etwa zehn Minuten. Wenn der Tee einmal vergessen wurde, ist längeres Ziehen unproblematisch, dennoch sollte die Zubereitung idealerweise immer frisch erfolgen, da filigrane Bestandteile mit der Zeit abgebaut werden und dann für die Wirkung nicht zur Verfügung stehen.
- Den Tee bitte nicht süßen. Eine gewisse Bitterkeit ist erwünscht und in vielerlei Hinsicht sehr heilsam.
- Der Tee sollte auf nüchternen Magen getrunken werden, also vor den Mahlzeiten oder mit zeitlichem Abstand. Er wird dann leichter aufgenommen, wirkt also besser.
- In der Regel sind drei Tassen am Tag eine gute Dosierung, schließlich ist der Tee meist eine Basismedikation, der die

Akutmittel unterstützt und eine Menge allgemeine Wirkungen mitbringt. In der Vorbeugungs- oder Erholungsphase ist er dann oft ausreichend.

Alkoholische Auszüge

Alkoholische Tinkturen sind meist höher konzentriert und enthalten zudem etwas andere Inhaltsstoffe. Außerdem werden sie von den Schleimhäuten schneller aufgenommen, verstärken und beschleunigen also die Wirkung der Tees. Ich setze sie meist ein, um einen bestimmten therapeutischen Aspekt zu betonen. Tinkturen sind sehr lange haltbar. In der Regel gebe ich die Tropfen in den letzten Schluck Tee, der dann nach dem Essen getrunken werden kann, quasi als Verdauungsschnaps. Die Dosierung ist 3 x täglich 15–20 Tropfen, das entspricht vom Alkoholgehalt in Summe etwa einem Viertel Glas Wein (in drei Portionen über den Tag), wirkt also bei gesunden Menschen medizinisch. Alkoholkranke und Menschen mit Leberschäden sollten allerdings von Tinkturen Abstand nehmen und sich auf die Tees beschränken.

> Alkoholische Tinkturen sind meist höher als Tees konzentriert und enthalten zudem etwas andere Inhaltsstoffe.

Standardpräparate aus Heilpflanzen

Es gibt eine Reihe von gut untersuchten Standardpräparaten aus Heilpflanzen. Diese enthalten meist hochdosiert eine einzelne oder wenige Heilpflanzen oder deren Auszüge. Diese Mittel kommen der pharmakologisch begründeten Medizin am nächsten. Sie sind quasi eine „Schulmedizin mit Biosiegel". Viele dieser Mittel wirken toll, z. B. Angocin®, das eine echte Alternative zu Antibiotika ist. Die höhere Dosierung der Standardpräparate erhöht allerdings auch die Gefahr unerwünschter Nebenwirkungen und sollte beachtet werden.

Geheimtipp: Die Badewanne

Eine gerade bei Kindern beliebte Darreichungsform besteht darin, den Tee oder den jeweiligen pflanzlichen Auszug in die Badewanne zu geben. Gerade bei Erkältungskrankheiten ist dies sinnvoll. Die ätherischen Öle medizinischer Badezusätze brauchen nur etwa zwanzig Sekunden, um durch die Haut ins Blut und mit diesem in die Lunge zu gelangen. Sie wirken also direkt vor Ort. Hinzu kommt die entspannende Wirkung. Allerdings rate ich, auf den Kreislauf zu achten und schnelles Aufstehen zu vermeiden. Nach der Badewanne empfiehlt es sich, zum Nachschwitzen ins Bett zu gehen und dieses danach frisch zu beziehen.

Die antivirale Wirkung von Pflanzenstoffen

Ich betrachte Heilpflanzen als Lebewesen, und es zeigt sich in vielen Bereichen, dass der Gesamtauszug bzw. die ganze Pflanze, wie wir sie in den Tee geben, die beste Wirkung hat. Auch unerwünschte Nebenwirkungen werden so minimiert. In Teemischungen nutzen wir zusätzlich Synergismen, das heißt, die einzelnen Pflanzen verstärken sich in ihrer Wirkung. Wir behandeln also gleichsam mit der ganzen Blumenwiese, die sich ja auch als Ökosystem als sehr stabil und gesund erweist.

Nun neigt unser analytischer Verstand aber zu der Frage: Was ist denn drin? Die Pharmakologie versucht dann, einzelne Wirkstoffe zu isolieren. So können und sollen Wirkungen und Arzneimittel standardisiert werden. Dies funktioniert auch in gewissem Rahmen, wird aber letztendlich der Komplexität des Lebens nie gerecht. Sekundäre pflanzliche Inhaltsstoffe sind das Ergebnis vielfältiger chemischer, um nicht zu sagen alchemistischer Prozesse in der lebenden Pflanze.

Los geht das Ganze bei der Photosynthese: Die grünen Pflanzen bilden aus Kohlendioxid und Wasser Zucker und Sauerstoff. Dafür fangen sie das Sonnenlicht ein und verwandeln es in stofflich gebundene Energie. Dies ist die Grundlage allen Lebens auf dieser Erde. Vom Zucker ausgehend entwickelt sich eine Unzahl an Substanzen, die sich in verschiedene Gruppen einteilen lassen. Verfolgt man die Entwicklung und das Auftreten bestimmter

> Sekundäre pflanzliche Inhaltsstoffe sind das Ergebnis vielfältiger chemischer Prozesse in der lebenden Pflanze.

Stoffe in den Pflanzen, so lassen sich genaue Verwandtschaftsbeziehungen ableiten, die sogar teilweise die klassische botanische Einteilung in Familien verändert haben.

Geht man ausschließlich von der chemischen Struktur der Inhaltsstoffe aus, kann man nur begrenzte Aussagen über Wirkungen machen. Bitterstoffe gehören beispielsweise zu sehr unterschiedlichen chemischen Stoffgruppen. Die hier vorgestellte Einteilung ist daher pragmatisch und anwendungsbezogen.

Wir finden antivirale Wirkungen und Prinzipien in unterschiedlichen Stoffgruppen, die ich Ihnen kurz vorstelle. Die wichtigsten im antiviralen Spektrum sind wohl ätherische Öle und grüne Gerbstoffe. Sie sind in ihren Wirkprinzipien scheinbar gegensätzlich: Ätherische Öle wirken auflösend, Gerbstoffe zusammenziehend.

- Ätherische Öle sind leicht flüchtige Substanzen mit kleinen Molekülen. Sie finden sich originär im Blütenduft und werden bei manchen Pflanzen auch in den Blättern (z. B. im Thymian) oder sogar in den Wurzeln (z. B. im Meerrettich) gespeichert. Ätherische Öle wirken desinfizierend, antiviral, antibakteriell und pilzwidrig, außerdem erwärmend und entkrampfend. Auch die Drüsentätigkeit wird stimuliert (Verdauungsförderung durch Gewürzdrogen). Wir können uns die Wirkung als „auflösend" vorstellen: Viren und virusbefallene Zellen werden quasi durchgepustet und so zerstört.

- Polyphenole (grüne Gerbstoffe) sind deutlich größere Moleküle und zeigen ein gänzlich anderes Wirkprinzip. Sie wirken prinzipiell eher zusammenziehend (adstringierend). Dadurch werden Oberflächen stabilisiert und abgedichtet. Man denke hier an den Schutz der Darmschleimhaut vor Zellveränderungen durch grünen Tee. Sind die Schleimhäute stabil, gelingt es den Viren viel schwerer anzudocken, sie können sich nicht festsetzen. Hinzukommt die direkte Wirkung mancher Polyphenole, beispielsweise aus der Zistrose, die das Virus einhüllen. So wird der „Bohrer", mit dem es normalerweise die Zellen infiziert und seine Erbinformation einschleust, abgestumpft und die Infektion verhindert.

- Die meisten pflanzlichen Farbstoffe sind etwas kleiner als die Gerbstoffe, das Wirkprinzip ist aber ähnlich. Als Beispiel sei das Hypericin aus dem Johanniskraut genannt.

- Organische Säuren haben ebenfalls vielfältige Wirkungen. Häufig finden sich entzündungswidrige, antiallergische, immunstimulierende und antioxidative Eigenschaften. Beispiele sind Vitamin C (Ascorbinsäure), Chlorogensäure, Kaffeesäure oder die schmerzstillende Salicylsäure.

- Saponine sind eine große Stoffgruppe. Sie setzen Oberflächenspannungen herab und können so in wässriger Lösung Schaum bilden wie die namensgebende Seife. Dadurch wirken sie schleimverflüssigend und auswurffördernd, was in vielen Hustenpflanzen zur Wirkung kommt. Allerdings können sie in hoher Dosierung auch schleimhautreizend sein und im Extrem sogar Blutungen auslösen. Dies gilt aber nicht für das Süßholz, dessen Saponin sogar gegen Magengeschwüre wirkt und stark antiviral ist.

- Bitterstoffen kommt eher keine direkte antivirale Wirkung zu. Sie stimulieren aber den gesamten Verdauungsprozess und die Verdauungsdrüsen. So entstehen vermehrt Verdauungsenzyme. Dadurch wird auch das darmassoziierte Immunsystem stimuliert und es werden vermehrt Abwehrzellen gebildet. Viele klassische Fiebermittel sind Bitterstoffpflanzen. Durch die Bitterwirkung wird der Vagusnerv stimuliert und der bei Fieber aktive Sympatikus beruhigt. Das bedeutet, durch den Einsatz von Bittermitteln wird die körpereigene Abwehr deutlich gestärkt und das vegetative Nervensystem beruhigt. Die Infektabwehr ist ja letztlich ein Verdauungsprozess, der mittels Enzymen und Fresszellen vonstattengeht.

Hier ein Vorschlag für einen antiviralen Basistee, der vorbeugend getrunken werden kann. Sie können diese Basismischung als Haustee nutzen. Damit keine Gewöhnung eintritt, sind gelegentliche Pausen sinnvoll. Dies verbessert die Wirkung. Sie sind außerdem eingeladen, weitere Pflanzen hinzuzufügen. Dies kann zur Geschmacksveränderung geschehen oder um eine gewünschte medizinische Wirkung zu betonen. An sich sind Sie aber mit dieser Mischung gut versorgt. Sie ist geschmacklich angenehm, auch wenn der Thymian etwas herausschmeckt.

Antiviraler Haustee

MENGE	HEILPFLANZE	WIRKUNG
25 g	Taigawurzel (Eleuterococcus Radix)	antiviral, immunmodulierend, adaptogen (hilft, mit Stress besser umzugehen)
25 g	Ingwerwurzel (Zingiber Rhizoma)	antiviral, antibakteriell, erwärmend, entkrampfend
25 g	Zistrosenkraut (Cistus incanus Herba)	antiviral, verhindert die Virusadsorption, abwehrstärkend
10 g	Thymiankraut (Thymus vulgaris Herba)	antiviral, antibakteriell, erwärmend, entkrampfend, verdauungsfördernd
15 g	Orangenschalen (Aurantium Pericarpium)	geschmacksverbessernd, entkrampfend und verdauungsstärkend

Der Tee kann in der Erkältungszeit einfach abends getrunken werden. In der Vorbeugung ist Süßen mit regionalem Imkerhonig in Ordnung. Bei Erkrankungen den Tee häufiger trinken, eventuell mit spezifischeren Pflanzen ergänzt, und dann bitte nicht süßen – die Wirkung ist besser.

Heilpflanzen gegen Virusinfekte

Ingwer

Ingwer ist eine ausdauernde Heilpflanze aus dem asiatischen Raum, die mittlerweile auch in anderen subtropischen oder tropischen Gegenden angebaut wird, z. B. in Afrika und Südamerika. Auch gibt es mittlerweile eine Varietät, die auch in den hiesigen Breiten wächst, zumindest im Gewächshaus, wie ich bei einem Besuch im Naturkostladen meines Vertrauens feststellen durfte. Wirksamer erscheinen mir aber weiterhin die Produkte aus ferneren Ländern.

Ingwer ist hierzulande in den letzten etwa zehn Jahren recht bekannt und beliebt geworden, verfügt er doch über eine Reihe von gesundheitsfördernden und heilenden Eigenschaften. Im asiatischen Raum sind diese schon sehr lange bekannt, und Ingwer wird dort als Gewürz und Heilmittel vielfältig genutzt. Dies drückt sich schon in der Anbaumenge aus, die bei weltweit über vier Millionen Tonnen jährlich liegt.

Ich persönlich trinke gerne mal abends einen Ingwertee, insbesondere wenn ich mal wieder durch Wind und Wetter Fahrrad gefahren bin und eine Erkältung an die Tür klopft. Ist diese schon da, darf es auch eine ganze Kanne sein. In der Regel ist diese Maßnahme ausreichend, um eine Erkrankung zu verhindern. Wichtig zu wissen ist, dass die frische Wurzel deutlich wirksamer gegen Viren ist, da sich die Inhaltsstoffe beim Trocknen verändern.

Wir verwenden medizinisch oder auch in der Küche das fleischig-faserige Rhizom, also den Wurzelstock der Pflanze. Im Anschnitt ist dieser gelblich und hat einen typisch aromatischen Geruch. Wenn Sie eine frische Ingwerwurzel einpflanzen, können Sie beobachten, wie die Pflanze herauswächst. Sie ist vom Aussehen mit einem Schilf vergleichbar und wird in der Natur oder im Anbau bis zu anderthalb Meter hoch. Der kolbenartige Blütenstand ist auffallend groß und besteht aus vielen Einzelblüten, bei denen Kelch- und Kronblätter miteinander verwachsen sind. Die Einzelblüte ist gelb-grün mit einer roten Mitte. Die noch attraktiveren Blüten der verwandten Gelbwurz findet man mitunter in Blumenläden.

Ingwer (Zingiber officinalis) gehört in die Familie der Ingwergewächse oder Zingiberaceae. Zu seinen bekannteren Verwandten gehören die Gelbwurz (Kurkuma), Galgant und Kardamom. Er enthält eine Reihe von pharmakologisch wirksamen Inhaltsstoffen, unter anderem etwa drei Prozent ätherisches Öl, das alleine etwa 150 Komponenten aufweist. Hinzu kommen Scharfstoffe, die Gingerole, organische Säuren wie Vitamin C (Ascorbinsäure) und Mineralien. Wie so oft in der Pflanzenheilkunde ist der Gesamtextrakt der Pflanze am wirksamsten.

Die Heilwirkung von Ingwer ist vielfältig und in einer Reihe auch klinischer Studien belegt. Im Wesentlichen lässt sich Ingwer wohl über die Wärmewirkung begreifen. Diese ist direkt erfahrbar. Wenn Sie einen stärkeren Ingwertee längere Zeit ziehen lassen, wird dieser sehr scharf und wirkt schweißtreibend. Die Verdauung wird gefördert, die Magen und Darmbewegung angeregt und Blähungen verschwinden. Eine Wirkung gegen Übelkeit gilt als sicher. Nun muss auch die körpereigene Abwehr als Verdauungsprozess gedacht werden und diese wird durch Wärme deutlich verbessert, der Körper „verdaut" also Viren und Bakterien viel besser. Dies wird durch die vielfältigen ätherischen Öle mit antiviraler Wirkung unterstützt. Zusätzlich wird die Entzündungsbereitschaft im Körper vermutlich durch die organischen Säuren reduziert. Die Anwendung ist bewährt und problemlos, frische Rhizome oder Auszüge sind deutlich wirksamer gegen Viren.

> Die Heilwirkung von Ingwer ist vielfältig und lässt sich im Wesentlichen wohl über die Wärmewirkung begreifen.

In jüngster Zeit wird Ingwer zudem vermehrt auf antitumorale Wirkstoffe hin untersucht. Begreift man Krebs als einen Kälteprozess, bei dem etwas (der Tumor) aus dem allgemeinen Fließen herausfällt und ein Eigenleben entwickelt, erscheint dies angesichts des Wärmepotenzials der Pflanze nur logisch. Allerdings ist bei postulierten Wunderwirkungen gegen Krebs immer große Skepsis geboten.

Ingwer auf einen Blick

MOTTO	„INGWER WÄRMT DURCH"
botanischer Name	Zingiber officinalis
Eigenschaften und Inhaltsstoffe	• enthält ätherische Öle, Scharfstoffe (Gingerole), Vitamin C und andere organische Säuren, Mineralien • wirkt antibakteriell, antiviral und entzündungshemmend, außerdem erwärmend, verdauungsfördernd und gegen Übelkeit auch in der Schwangerschaft
Anwendungen	• zur Erwärmung und Vorbeugung von Erkältungskrankheiten • bei viralen Infekten einzeln oder in Mischung • als Ingwerwickel bei obstruktiven Atemwegserkrankungen und Lungenentzündung zur Verbesserung der Atmung • bei Übelkeit in der Schwangerschaft oder postoperativ nach Narkosen • bei Reiseübelkeit in Mischung mit Hopfen • als Gewürz • als Nahrungsmittelzusatz (Ginger Ale, Gingerbread)
verfügbare Zubereitungen	• als frisches Rhizom aus dem Naturkostladen • als frisch gepresster Saft oder in Smoothies • als Teedroge aus der Apotheke • als alkoholischer Auszug (Tinktur) • als alkoholfreies Konzentrat
potenzielle Problematik	• keine

Meerrettich

Meine erste Begegnung mit Meerrettich in freier Wildbahn werde ich wohl nie vergessen. Meerrettich ist im Sand des Berliner Umlandes gar nicht so selten. Ich kannte bereits verschiedene Zubereitungen, meist die harmlose Variante mit Sahne. Der Effekt auf die Nase, das heftige Kribbeln und anschließende Niesen war mir also wohlbekannt, hatte mich aber nur unzureichend vorbereitet. Wir hatten wilden Meerrettich gegraben und waren nun dabei, diesen zu reiben. Dabei werden große Mengen der in der Wurzel enthaltenen Senfölglykoside frei. Die Reizung der Schleimhäute war so stark, dass ich nach einer gewissen Zeit meine tränenden Augen nicht mehr öffnen konnte. Die Muskulatur weigerte sich einfach, mein Körper schützte sich selbst. „Gerettet" hat uns dann ein Freund, der alle Fenster aufriss und für frische Luft sorgte.

Meerrettich (Armoracia rusticana) ist eine Pflanze aus der Familie der Kreuzblütler oder Cruciferaceae bzw. Brassicaceae. In dieser Familie finden sich unter anderem alle Kohlarten, die Kressen, Senf, Raps und verschiedene Heilpflanzen wie Hirtentäschel und Goldlack. Der in letzter Zeit als Superfood gehypte Meerrettichbaum oder Moringa ist ein entfernter Verwandter. Das zu Sushi gereichte Wasabi ist eine Zubereitung aus japanischem Meerrettich, und in Bayern und Österreich ist Kren, wie die Pflanze dort genannt wird, ein wichtiger Teil der Küche, vor allem zu Fleisch.

Meerrettich ist eine ausdauernde Staude, die sehr alt werden kann. Sie imponiert durch ihre großen, leicht gewellten Blätter, die über 60 cm lang werden können und noch unter trockensten Bedingungen grün sind. Die mögliche Verwechslung mit Wiesenampfer lässt sich durch einen Geschmackstest sehr schnell klären. Auch die Blätter sind von scharfem Geschmack. Gekaut dienen sie als Auflage bei Insektenstichen. Die ganze Pflanze kann mit ihrem traubigen Blütenstand bis zu einem, manchmal eineinhalb Meter hoch werden.

Die Blüte ist weiß und besteht, typisch für Kreuzblüter, aus vielen für sich unscheinbaren Einzelblüten, die deutlich riechen. Insgesamt tritt die Blüte aber angesichts der grünen Fülle der Blätter in den Hintergrund. Medizinisch und in der Küche verwenden wir die Wurzel. Diese geht als Pfahlwurzel sehr tief in den Boden, manchmal fast einen Meter tief, und hat eine Reihe von Nebenwurzeln. Es ist daher kein Problem, ein Stück der Pflanze abzustechen und in den eigenen Garten einzuladen.

Meerrettich ist ein echter Überlebenskünstler. Er verträgt extreme Temperaturen, sowohl Hitze als auch Kälte bis minus 50 °C, und kommt mit langer Trockenheit gut klar. Einzig stauende Nässe ist ihm unangenehm.

> **Die Wurzel enthält schwefelhaltige ätherische Öle, die eine belegte antibiotische, antivirale und pilzwidrige Wirkung haben.**

Die Wurzel enthält eine ganze Reihe interessanter Inhaltsstoffe, an erster Stelle stehen die Senfölglykoside, schwefelhaltige ätherische Öle, die wir auch von den verschiedenen Laucharten und natürlich dem Senf kennen. Sie haben eine belegte antibiotische, antivirale und pilzwidrige Wirkung. Außerdem enthält die Wurzel beträchtliche Mengen an Vitamin C, verschiedene B-Vitamine und viele Mineralien.

Anwendung findet Meerrettich als verdauungsförderndes Gewürz. Ich kann nur empfehlen, ihn besonders in der Erkältungszeit zum Teil des Speisezettels zu machen. Verwenden Sie der Einfachheit halber Zubereitungen aus Bio-Meerrettich ohne Sahne und ohne Schwefelung. Diese dient nur dem Erhalt der Farbe. Ein Abdunkeln ist aber ein natürlicher Vorgang und tut Wirkung und Geschmack keinen Abbruch. Gern können Sie auch auf dem Markt eine frische Wurzel kaufen und selbst reiben, aber bitte bei offenem Fenster. Essen Sie Meerrettich einfach auf Brot zu Käse oder Wurstwaren. So tun Sie täglich auch ohne großen Kochaufwand vorbeugend etwas für Ihre Gesundheit.

Medizinisch wird die Wurzel als Tee oder in Standardpräparaten angewendet. Sie hat sich gegen eine Vielzahl von Bakterien, unter anderem auch gegen multiresistente Staphylokokken (besonders gefürchtete Krankenhauskeime), als wirksam erwiesen. Er hilft zudem, Bakterientoxine zu entgiften, und wirkt entzündungshemmend. In jüngsten Studien hat sich gezeigt, dass Meerrettich in Kombination mit Kapuzinerkresse Grippeviren in menschlichen Lungenzellkulturen komplett hemmt. Die Pflanze kann also mit gutem Erfolg bei allen grippalen Infekten und Erkältungskrankheiten, besonders bei Stirnhöhlenbeteiligung, eingesetzt werden.

Auch eine deutliche Wirkung gegen Pilze und Hefen ist nachgewiesen. Meerrettich verhilft also auch einer gestörten Darmflora zu neuem Gleichgewicht. Er wirkt verdauungsfördernd, blähungswidrig und regt den Gallenfluss an, kann allerdings etwas magenreizend sein. Außerdem setze ich die Pflanze gern und erfolgreich in Teemischungen gegen Harnwegsinfekte ein.

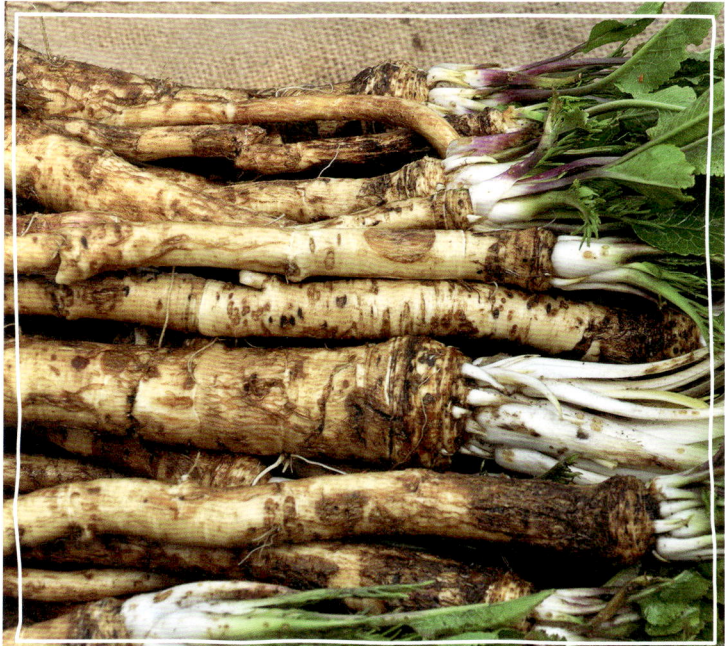

Meerrettich sollten Sie besonders in der Erkältungszeit auf Ihrem Speisezettel haben.

Meerrettich auf einen Blick

MOTTO	„DIE RETT ICH MIT RETTICH"
botanischer Name	Armoracia rusticana Meerrettich bedeutet vermutlich mehr, also größerer Rettich, Kren kommt aus dem Slawischen und bedeutet „Wurzel".
Eigenschaften und Inhaltsstoffe	• enthält schwefelhaltige Senföle bzw. Senfölglykoside wie Sinigrin und Allicin, außerdem pflanzliche Farbstoffe, bis zu 0,2 % Vitamin C, Vitamin B1, B2 und B6, Eisen und viele Mineralien • wirkt antibakteriell auch auf MRSA (multiresistente Staphylokokken), antiviral und pilzwidrig, stärkt die Darmflora, regt den Gallenfluss an und fördert Entgiftungsvorgänge, verbessert die Eiweißverdauung und wirkt entzündungshemmend
Anwendungen	• natürliches Antibiotikum, Versuch auch bei multiresistenten Keimen • antiviral bei grippalen Infekten, auch Covid-19 • löst bei Sinusitis den Sekretstau • bei Harnwegsinfekten • stärkt das Immunsystem • bei Blähungen und Verdauungsproblemen • bei Störungen der Darmflora, vor allem Pilz- und Hefebelastung • zur Förderung der Entgiftungsvorgänge • gekaute Blätter äußerlich als Auflage bei Insektenstichen • traditionell zur Verhinderung und Behandlung von Skorbut • als Gewürz zur Förderung der Eiweißverdauung • allgemeine Gesundheitsförderung und Stärkung
verfügbare Zubereitungen	• als Teedroge • Standardpräparat Angocin® Antiinfekt mit Kapuzinerkresse
potenzielle Problematik	• kann in höheren Dosen magenreizend sein (Standardpräparate), im Tee mit Schleimdrogen kombiniert unproblematisch für den Magen

Zistrose

Die Zistrose (Cistus incanus) aus der Familie der Zistrosengewäch-
se oder Cistaceae ist in letzter Zeit aufgrund ihrer antiviralen Wirkung recht bekannt und beliebt geworden. Dies verdanken wir Dr.
Georgios Pandalis, der mit seiner Stiftung bahnbrechende Grund-
lagenforschung betreibt und fördert, um, wie er es nennt, urhei-
mische Pflanzen für unsere Gesundheit zu erschließen. Die hier
betriebene Kombination von Erfahrungswissen mit wissenschaftlicher, universitärer Forschung ist wegweisend. So stammt das
Wissen um die Wirkung der Zistrose von griechischen Frauen, vor
allem Hebammen, die diese Pflanze schon immer gegen Entzündungen verwendet haben. Die Frage, ob diese Pflanze wirkt, war
also schon lange geklärt, auch wenn sich unser moderner Verstand natürlich freut, nun auch zu verstehen, warum.

Es gibt eine Reihe von Studien, die die antivirale Wirkung von
Zistrose belegen. Diese sind allerdings mit Pflanzen und Präparaten von Pandalis durchgeführt, sodass ich empfehle, auch diese
Originalpräparate zu verwenden. Im Falle der Heilpflanzen ist der
Kauf billiger Nachahmerprodukte (anders als bei pharmakologischen Präparaten wie z. B. ASS mit definiertem Wirkstoff) nicht zu
empfehlen, da die Wirksamkeit zumindest fraglich ist. Dies erklärt
sich zum Teil mit dem Polymorphismus der Zistrosen: Hier sind
durch Anpassung an unterschiedliche Standorte ähnlich wie bei
unserem Löwenzahn oder vielen anderen Pflanzen viele Varietäten
mit zum Teil deutlich anderem Inhaltsstoffspektrum entstanden.

> Mehrere Studien
> belegen die
> antivirale Wirkung
> von Zistrose.

Die Zistrose ist ein bis etwa 1,5 Meter hoher ausdauernder
Halbstrauch, der sich in der typischen Buschlandschaft der Mac-
chia rund um das Mittelmeer heimisch fühlt. Die Blätter sich
wollfilzig behaart und machen daher stets einen etwas staubigen,
grauen Eindruck. Allerdings ist die Pflanze auch leicht klebrig/
harzig. Dieser Harz wurde früher auch medizinisch verwendet.
Die fünfblättrigen Blüten der verwendeten Varietät Cistus incanus sind purpurrot und etwa 4 cm im Durchmesser. Sie erinnern

in Form und Farbe an die etwas kleineren Blüten unserer Wildrosen. Allerdings wirken sie stets etwas zerknittert. Der Tee schmeckt angenehm frisch, dabei etwas harzig aromatisch und leicht zusammenziehend.

Die medizinisch verwendete Zistrose enthält ein komplexes Inhaltsstoffgemisch. Für die antivirale Wirkung sind die hochpolymeren Polyphenole verantwortlich. Diese große Wirkstoffgruppe gehört zu den sekundären Inhaltsstoffen vieler Pflanzen und beinhaltet vereinfacht ausgedrückt Farb- und Gerbstoffe. Sie werden uns auch noch in anderen Heilpflanzen begegnen.

Die Polyphenole der Zistrose können nun Viren einfach einhüllen und so den „Bohrer" derselben unschädlich machen. Das Virus kann nicht andocken und seine Erbinformation gelangt nicht in die Zelle. Ein einfaches, aber wirkungsvolles Prinzip, der auch eine Mutation des Virus nicht gewachsen ist. Der Körper

Für die antivirale Wirkung der medizinisch verwendete Zistrose sind die hochpolymeren Polyphenole verantwortlich, die Viren umhüllen können.

Die Polyphenole der Zistrose können Viren einhüllen und so den „Bohrer" derselben unschädlich machen.

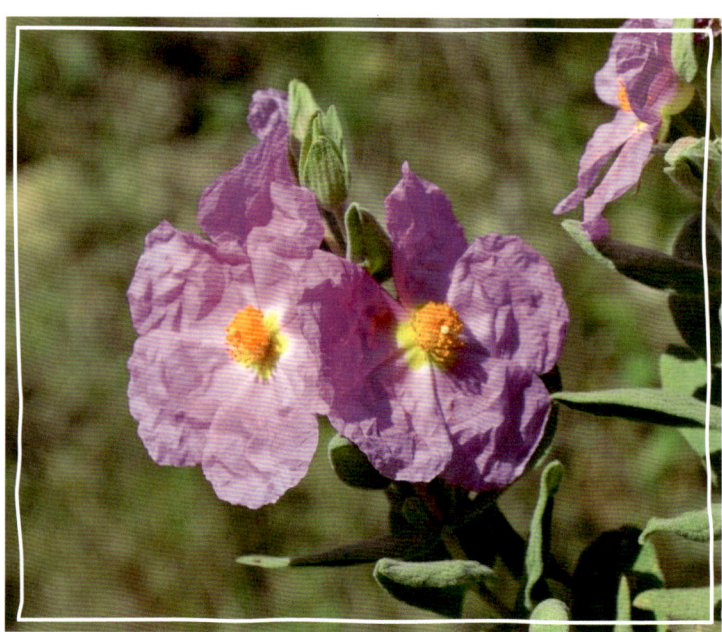

scheidet die so verpackten Viren einfach wieder aus. Bildlich gesprochen agiert die Zistrose wie ein diskreter Rausschmeißer, der einem potenziellen Störenfried in den Mantel hilft und ihn freundlich am Arm nach draußen begleitet, ohne dass die anderen Gäste gestört werden.

Zistrose auf einen Blick

MOTTO	„ZISTROSE UMMANTELT VIREN"
botanischer Name	Cistus incanus
Eigenschaften und Inhaltsstoffe	• enthält ein komplexes Gemisch von Farb- und Gerbstoffen (hochpolymere Polyphenole), daher keine Resistenzbildung • wirkt antiviral, verhindert die Virusadsorption und die Vermehrung
Anwendungen	• allgemeine Stärkung der Abwehr und Vorbeugung • grippale Infekte und echte Grippe • Corona-Infektionen • Gurgeln bei Rachenentzündung • mit anderen Heilpflanzen kombinierbar • längere, auch vorbeugende Anwendung ist möglich
verfügbare Zubereitungen	• als Teedroge • als alkoholischer Auszug (Tinktur) • als Standardpräparate: Cystus 052® Sud und Lutschtabletten von Pandalis • als Salbe
potenzielle Problematik	• keine

Johanniskraut

Johanniskraut ist sicher eine der bekanntesten Heilpflanzen. Die Wirkung hoher Dosen bei leichten und mittelschweren Depressionen ist klinisch nachgewiesen, sehr hochdosierte Präparate sind sogar rezeptpflichtig. Weniger bekannt ist die antivirale und antibakterielle Wirkung der Pflanze, die zeitweise im Bereich der ergänzenden HIV-Behandlung erprobt wurde. Zudem hat sich Johanniskraut als wundheilende Pflanze verdient gemacht. Insbesondere bei Nervenverletzungen zeigt sie gute Wirkung auch in homöopathischer Zubereitung. Der recht hohe Gerbstoffgehalt macht die Pflanze zudem durchfallwidrig, was sich besonders bei nervösen Menschen vor Prüfungen bewährt hat. Auch bei schmerzhafter Menstruation und Hitzewallungen in den Wechseljahren ist Johanniskraut hilfreich. Wenn wir Johanniskraut bei Viruserkrankungen einsetzen, ist die Stimmungsaufhellung eine willkommene Nebenwirkung.

Johanniskraut (Hypericum perforatum) aus der Familie der Hartheugewächse oder Hypericaceae ist eine ausdauernde, bis zu einem Meter hohe Pflanze, die sich an trockenen, sonnigen Standorten ansiedelt und recht schnell verbreitet. So finden sich teilweise ganze Johanniskrautwiesen, aber auch an Waldrändern, an Wegen und auf Bahndämmen ist es zu Hause. Die Stengel sind rund und hart, beinahe holzig, und lassen sich leicht abbrechen. Der Name Hartheu beschreibt dies und den geringen Nutzen für das Vieh anschaulich.

Die Blätter wirken wie durchlöchert, daher der Beiname perforatum. Die goldgelben Blüten haben fünf Kronenblätter und sitzen in unterschiedlichen Entwicklungsstadien in Trugdolden von jeweils etwa 30 Stück zusammen. Zerreibt man diese Blüten oder Knospen zwischen den Fingern, so zeigt sich eine tief dunkelrote Färbung, die etwas an Rotwein erinnert. Die Farbstoffe Hypericin und Hyperforin sind in den Triebspitzen und Blüten reichlich vorhanden. Kostet man dann die Blüten oder leckt die roten Finger ab, ist der Geschmack herb und zusammenziehend.

Die Pflanze blüht um die Sommersonnenwende auf, daher der Name. Der Legende nach sind die am Johannistagmorgen, also am 21. Juni gesammelten Blüten am wirksamsten. Allerdings sollte man darauf achten, dass der Tau bereits getrocknet ist, wenn man einen öligen Auszug herstellen möchte.

Ich sitze jedes Jahr aufs Neue in der Wiese und sammle die Blüten in eine durchsichtige Flasche. Außerdem pflücke ich das Kraut zur Trocknung zwecks Teezubereitung. Es ist mit Kindern oder Freunden und Freundinnen ein schönes Naturerlebnis und ob der Fülle an vorhandenen Wildpflanzen bedenkenlos möglich. Die Kombination mit einem Picknick bietet sich an. Auch lernt man etwas über die verschiedenen Insekten, die die Pflanze ebenfalls mögen, wie bestimmte kleine schwarze Käfer, die man möglichst nicht mitsammelt. Die Bienen dagegen fliegen sie eher selten an.

Ist die Flasche gefüllt, gieße ich noch vor Ort mit einem biologischen Olivenöl auf. Es ist immer wieder beeindruckend, wie sich das Öl innerhalb weniger Wochen rubinrot färbt. Nach etwa sechs Wochen am Sonnenlicht werden die Pflanzenteile abfiltriert, dann sollte das Öl dunkel, am besten in braunen Fläschchen, gelagert werden. Es ist etwa zwei Jahre haltbar und dient mir als Massageöl. Es ist auch bei Muskel- und Gelenkschmerzen, vor allem aber bei Nervenaffektionen (Nervenverletzungen bzw. Nervenschädigungen und Missempfindungen, Taubheitsgefühle, Nervenschmerzen usw.) nützlich. Die vielfach empfohlene Anwendung bei Brandwunden finde ich nur bei geschlossener Haut günstig, bei offenen Wunden sind Fette generell problematisch.

Tipp

Zur Brandwundenbehandlung einen wässrigen Auszug, also Johanniskrauttee anwenden. Dieser muss sehr stark gemacht werden: etwa 3 EL Kraut auf 200 ml Wasser. Nach Abkühlung häufig auftupfen. Dadurch wird die Wunde mit der Zeit geschlossen.

Johanniskraut wirkt antiviral und stimmungsaufhel- lend.

Das Öl kann auch eingenommen werden: 1–3 x 5 Tropfen auf etwas guten Honig vom Imker des Vertrauens. In der Regel wird man Johanniskraut aber als Tee verwenden, einzeln oder in Mischung. Dies reicht meiner Erfahrung nach neben der antiviralen Wirkung auch zur Stimmungsaufhellung völlig aus. Bewegt man sich aber in Richtung einer depressiven Verstimmung, kann auch ein Standardpräparat eingenommen werden. Die vielfach beschriebene photosensibilisierende Wirkung, also eine Erhöhung der Lichtempfindlichkeit, tritt dabei nicht auf. Bei hochdosierten Präparaten ist sie aber zu beachten; nach einer Einreibung mit Rotöl sollte man sich nicht in die Sonne legen. Zur Nachbehandlung von Sonnenbädern ist es dagegen gut geeignet.

Weniger bekannt ist die antivirale und antibakterielle Wirkung von Johanniskraut.

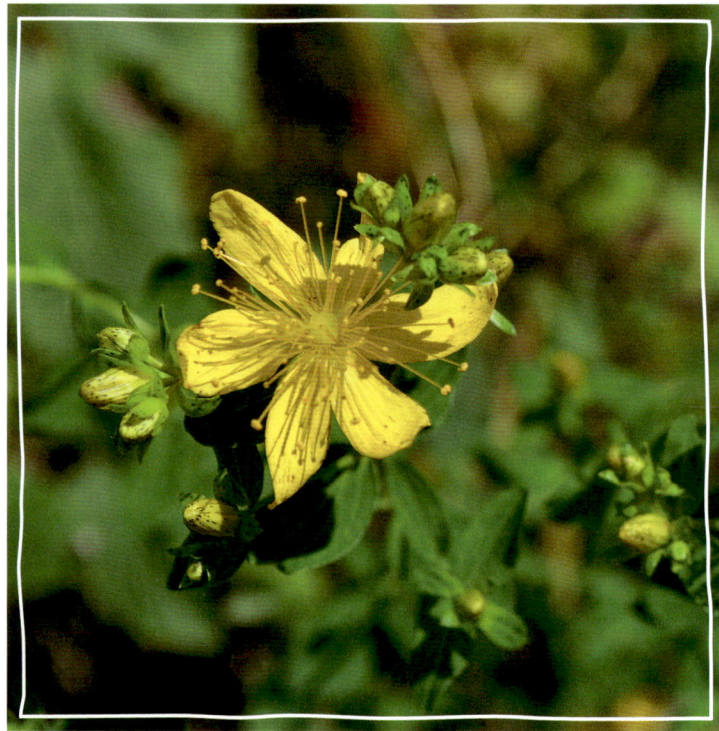

Johanniskraut auf einen Blick

MOTTO	„JOHANNISKRAUT BRINGT LICHT"
botanischer Name	Hypericum perforatum Der Name kommt vom Blühzeitpunkt um Johanni (Sommersonnenwende); lateinisch perforatum beschreibt die löchrig erscheinenden Blätter.
Eigenschaften und Inhaltsstoffe	• enthält u. a. die roten Farbstoffe Hypericin und Hyperforin • wirkt antiviral, antibakteriell und antidepressiv
Anwendungen	• bei viralen Erkrankungen ergänzend mit anderen Heilpflanzen • zur Stimmungsaufhellung bei Erkrankungen • zur Nervenstärkung in der Erholungsphase • als Massageöl bei Schmerzen • bei nervösen Durchfällen • bei Sonnenbrand
verfügbare Zubereitungen	• als Teedroge aus Wildsammlung oder der Apotheke • als alkoholischer Auszug (Tinktur) • als öliger Auszug (Rotöl); dabei auf Auszugsmittel achten • in verschiedenen homöopathischen Komplexmitteln • als homöopathisches Einzelmittel • als hochdosierte Standardpräparate
potenzielle Problematik	• bei hochdosierten Präparaten und äußeren Anwendungen (Öl) Erhöhung der Lichtempfindlichkeit möglich: Sonnenbrandgefahr • bei hochdosierten Präparaten in der Depressionsbehandlung Wechselwirkungen mit anderen Arzneimitteln beachten

Kapuzinerkresse

An dieser Stelle möchte ich noch die große Kapuzinerkresse vorstellen. Vielleicht kennen Sie diese beliebte einjährige Zierpflanze. Es gibt üppig rankende, aber auch buschig wachsende Arten. Ursprünglich stammt die Familie aus Mittel- und Südamerika, ist aber ob ihrer Farbenfrohheit und Wachstumsfülle mittlerweile überall sehr beliebt.

Betrachtet man die Pflanze einmal in Ruhe, so fallen zunächst die gelben, orangenen auch manchmal weinroten Blüten ins Auge. Diese können manchen Salat um eine pfeffrig-scharfe bunte Note bereichern, allerdings sollten Sie genau auf die kleinen schwarzen Käfer achten, die sich gerne in den Blütenkelchen aufhalten. Auch die Blätter schmecken aromatisch scharf und kön-

Die Inhaltsstoffe der Kapuzinerkresse wirken antibiotisch, pilzwidrig und antiviral.

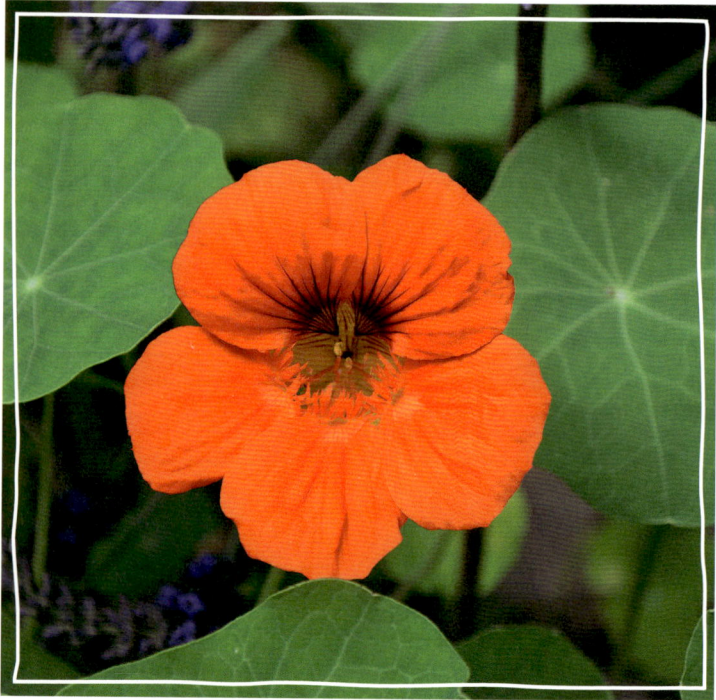

nen im Salat verwendet werden. Sie stehen waagerecht auf kurzem Stiel und erinnern tatsächlich an ein verkleinertes Seerosenblatt. Auch die Knospen oder die unreifen grünen Samen können gegessen werden. Eingelegt in guten Essig sind sie eine echte Delikatesse.

Medizinisch verwenden wir die große Kapuzinerkresse (Tropaeolum majus). Sie gehört zur Familie der Kapuzinerkressengewächse oder Tropaeolaceae. Diese ist eng mit den Kreuzblütern verwandt, obwohl es schon einiger Vorstellungskraft bedarf, die Verwandtschaft beispielsweise mit Hirtentäschel, Brunnenkresse oder Meerrettich zu erkennen. Beim Geschmackstest wird diese aber schnell deutlich. Die interessantesten Inhaltsstoffe sind die antibiotisch, pilzwidrig und antiviral wirkenden schwefelhaltigen Senfölglykoside, von denen schon beim Meerrettich die Rede war. Außerdem finden sich reichlich Vitamin C und andere organische Säuren wie die antioxidative Chlorogensäure und pflanzliche Farbstoffe.

> Kapuzinerkresse wirkt antibiotisch, pilzwidrig und antiviral.

Empfehlenswert ist es vor allem, die Pflanze in die Ernährung einzubauen, sie ist eine echte Gesundheitsförderung und schmeckt dazu noch gut. Als Teedroge nutze ich sie dagegen nicht. In der Praxis verwende ich die Urtinktur vor allem bei Harnwegsinfekten von Kindern: bis zu 5 x täglich 3 Tropfen, bei kleinen Kindern auch nur einen.

Ansonsten besteht das Standardpräparat Angocin® Antiinfekt aus einer Kombination mit Meerrettich. Es kann als echte Alternative zu Antibiotika bei Atemwegs- und Harnwegsinfekten angewendet werden. In jüngster Zeit zeigte sich in Studien auch eine deutliche Wirkung gegen Influenzaviren, die die echte Grippe verursachen. Eine Wirkung gegen Coronaviren erscheint sehr wahrscheinlich.

Kapuzinerkresse auf einen Blick

MOTTO	„BUNTER ANTIMIKROBIELLER SALAT VON DER FENSTERBANK"
botanischer Name	Tropaoelum majus
Eigenschaften und Inhaltsstoffe	• wichtigste Inhaltsstoffe: schwefelhaltige Senföle bzw. Senfölglykoside, außerdem bis zu 0,3 % Vitamin C in den Blättern sowie pflanzliche Farbstoffe und organische Säuren, in der Frischpflanze auch Enzyme • wirkt antibakteriell, antiviral und pilzwidrig, stärkt die Darmflora, regt den Gallenfluss an und fördert Entgiftungsvorgänge, verbessert die Eiweißverdauung
Anwendungen	• natürliches Antibiotikum: Versuch auch bei multiresistenten Keimen • antiviral bei grippalen Infekten, auch Covid-19 • bei Harnwegsinfekten • stärkt das Immunsystem • bei Störungen der Darmflora, vor allem bei Pilz- und Hefebelastung • Saft bei infizierten Wunden
verfügbare Zubereitungen	• als Salat • als Urtinktur • Standardpräparat Angocin® Antiinfekt mit Meerrettich
potenzielle Problematik	• keine

Melisse

Die Melisse oder Zitronenmelisse (Melissa officinalis) ist eine der sanften Pflanzen aus der Familie der Lippenblütler oder Labiatae. Sie hat weiche leicht gewellte Blätter von schönem hellem Grün. Bereits im Frühjahr taucht sie an vielen Stellen in meinem Garten auf und erfreut Auge und Nase gleichermaßen. Im Mai gesammelt, mitten in der Wachstumsphase, aber schon von der Sonne gewärmt, entfaltet sie ihre größte Kraft. Sind dagegen die Blütenstände oder gar die Früchte da, geht auch der Geruch zurück und mit ihm die Heilwirkung. Diese hat sich in den Vermehrungsbemühungen erschöpft, was der Pflanze im Übrigen gut gelingt. Sie verbreitet sich gern und schnell sowohl vegetativ als auch über die Samen. Melisse kann auf jedem Fensterbrett im Topf gezogen werden. Der Name kommt aus dem Griechischen und bezeichnete ursprünglich die Honigbiene (melissa), die die Pflanze und ihre Verwandten gerne besucht.

Melisse ist für ihre sanft beruhigende, ausgleichende und entkrampfende Wirkung bekannt. Melissentee ist eines der besten Mittel für Bauchweh von Kindern. Die beruhigende Wirkung des von älteren Menschen geschätzten Melissengeistes beruht aber sicher auch auf dem oft hohen Alkoholgehalt. Insgesamt hat die Anwendung der Melisse eine lange Tradition, die Heilpflanze wird schon bei Hippokrates erwähnt. Bekannt ist sie für ihre nervenstärkende, belebende und leicht entkrampfende Wirkung sowohl auf Herz und Blutgefäße als auch die Verdauung. Hier wirkt Melisse auch entblähend. Auch bei Menstruationsbeschwerden, Migräne und Kopfschmerzen und zur Schlafförderung bringt sie oft sanft Hilfe.

In jüngster Zeit ist besonders die antivirale Wirkung in die Aufmerksamkeit der Wissenschaft geraten. Dabei lässt sich für wässrige Extrakte nachweisen, dass das Andocken von Herpesviren an gesunde Zellen verhindert wird, indem die Rezeptoren blockiert werden. Der letztendliche Mechanismus bedarf aber

> In jüngster Zeit ist die antivirale Wirkung der Melisse in die Aufmerksamkeit der Wissenschaft geraten.

noch der Aufklärung. Dies gilt auch für die nachgewiesene Wirkung gegen HIV-1-Viren. Wir dürfen also Wirkung erwarten, aber sicher keine Wunder.

Die Anwendung erfolgt als Tee oder alkoholischer Auszug. Für Herpes-Infektionen stehen auch Salben zur Verfügung. Die Wirksamkeit steht dabei anderen Herpessalben, z. B. Aciclovir, in nichts nach. Sie hat aber den Vorteil, dass keine Resistenzen entstehen. Allerdings finde ich persönlich den Einsatz fettiger Zubereitungen nicht günstig. Wässrige oder alkoholische Zubereitungen müssen zwar deutlich häufiger angewandt werden, die Herpesbläschen werden aber ausgetrocknet, während Fett eher alles „matschig" macht. Nach meiner Erfahrung dauert die Heilung dann länger. Ich empfehle daher häufiges Tupfen mit Melissentee oder Tinktur. Einfach mehrmals hintereinander aufbringen, jeweils trocknen lassen und das Ganze stündlich wiederholen. Am besten schon beginnen, bevor sich die Bläschen richtig ausgeprägt haben.

In jüngster Zeit ist die antivirale Wirkung von Melisse in die Aufmerksamkeit der Wissenschaft geraten.

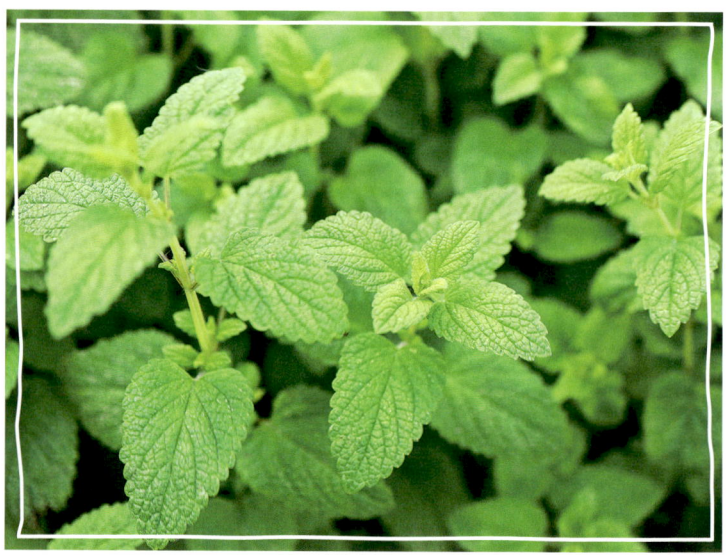

Melisse auf einen Blick

MOTTO	„WOHLRIECHENDE SANFTE HILFE GEGEN VIREN"
botanischer Name	Melissa officinalis griechisch melissa bedeutet „Biene"
Eigenschaften und Inhaltsstoffe	• enthält verschiedene ätherische Öle, bis 11 % Phenolcarbonsäuren und Pflanzenfarbstoffe • wirkt beruhigend, entblähend, entkrampfend, antibakteriell • antiviral vor allem gegen Herpes-simplex-Viren • auch für Kinder gut geeignet
Anwendungen	• bei viralen Erkrankungen ergänzend mit anderen Heilpflanzen • äußerlich bei Lippenherpes • nervenstärkend und schlaffördernd • beruhigt Herz und Nerven • entkrampfend auch bei Menstruationsbeschwerden
verfügbare Zubereitungen	• als Teedroge • als alkoholischer Auszug (Tinktur) • Lomaherpan® und andere Salben äußerlich gegen Herpes • in verschiedenen homöopathischen Komplexmitteln
potenzielle Problematik	• keine

Salbei

Die Salbei aus dem Mittelmeerraum (Salvia officinalis) ist eine weitere Vertreterin der Familie der Lippenblütler oder Labiatae, die uns gegen virale Infektionen schützt. Sie trägt bereits die Rettung im Namen: lateinisch salvare bedeutet nichts anderes als „heilen". Es ist sicher passend (und nach dem Duden auch erlaubt), Salbei den weiblichen Artikel zuzuschreiben, ist sie doch ein wichtiges Mittel in der Frauenheilkunde und besonders bei Schweißausbrüchen in den Wechseljahren sehr hilfreich. Wie auf die Schweißdrüsen, so wirkt sie auch auf andere Drüsen ausgleichend, und zwar eher bremsend. So wird auch die überdrehte Schilddrüse beruhigt und die Milchbildung gehemmt. Salbei kann also auch zum Abstillen verwendet werden; ist dies noch nicht erwünscht, sollte frau auf den Genuss verzichten.

Salbeibonbons oder Salbeitee sind bekannte Hausmittel bei Halsentzündungen. In all diesen Anwendungen zeigt sich die zusammenziehende Wirkung der Pflanze, die auf ihre Gerbstoffe bzw. Flavonoide zurückzuführen ist. Außerdem enthält Salbei verschiedene ätherische Öle, die für den Duft und die antimikrobielle Wirkung verantwortlich sind.

Salbei ist ein verholzender ausdauernder Halbstrauch, der an geschützten Standorten bis zu einem dreiviertel Meter hoch werden kann, meistens ist er jedoch niedriger. Am eindrücklichsten erschließt sich das Wesen dieser Pflanze, wenn man einmal über die kroatischen Adriainseln wandert, in der Salbei vegetationsbestimmend ist. Im Wechselspiel zwischen Winden und glühender Sonne ist die aromatisch riechende Salbei eine echte Überlebenskünstlerin. Die filzig behaarten Blätter verhindern Flüssigkeitsverluste effektiv, bei der Pflanze, aber auch beim kauenden Wanderer.

Die Salbei vereint gleich zwei antivirale Wirkprinzipien.

Wir finden bei der Salbei zwei antivirale Wirkprinzipien vereint: Zum einen wirken die ätherischen Öle direkt gegen Viren, Bakterien und Pilze im Sinne einer Auflösung, zum anderen werden durch die Gerbstoffe alle Oberflächen abgedichtet. Durch die zusammenziehende Wirkung bleiben die Schleimhäute geschützt, und die Viren haben es viel schwerer, anzudocken oder gar einzudringen. Auch die Anwendung der Salbeitinktur bei Lippenherpes ist oft sehr hilfreich. Durch die adstringierende Wirkung wird das Aufgehen und gleichsam Matschigwerden der Lippenbläschen verhindert. Der Heilungsprozess wird so deutlich beschleunigt.

Salbei auf einen Blick

MOTTO	„SALBEI GIBT FORM"
botanischer Name	Salvia officinalis lateinisch salvare bedeutet „heilen"
Eigenschaften und Inhaltsstoffe	• enthält verschiedene ätherische Öle und Labiatengerbstoffe • wirkt antiviral, antibakteriell und zusammenziehend auf Schleimhäute, schweißwidrig, regulierend auf die Schilddrüse
Anwendungen	• bei viralen Erkrankungen ergänzend mit anderen Heilpflanzen • Gurgeln bei Halsentzündungen • äußerlich bei Lippenherpes • schweißhemmend
verfügbare Zubereitungen	• als Teedroge • als alkoholischer Auszug (Tinktur) • als Standardpräparat mit Thymian: Salvia-thymol® • in verschiedenen homöopathischen Komplexmitteln
potenzielle Problematik	• hemmt die Milchbildung

Schöllkraut

Ich möchte hier eine Lanze brechen für eine Pflanze, die, wie ich finde zu Unrecht, etwas in Verruf geraten ist. Das große Schöllkraut (Chelidonium majus) aus der Familie der Mohngewächse oder Papaveraceae darf einfach im Reigen der antiviral wirksamen Pflanzen nicht fehlen. Die innere Anwendung ist auf eine bestimmte Tagesmenge begrenzt, da die enthaltenen Alkaloide die Leber belasten, wie das Alkaloide nun einmal tun. Hochdosierte Schöllkrautpräparate, die zur Entkrampfung der Gallengänge eingesetzt wurden, sind daher problematisch und nicht mehr erhältlich. Man kann dieser Pflanze also eine gewisse Giftwirkung zusprechen, was bei der Verwandtschaft mit Schlafmohn nicht weiter wundert. Allerdings lädt die starke Bitterkeit nicht zum Verzehr gefährlicher Mengen ein. In der richtigen Dosis ist sie ein potentes Heilmittel.

Ich erinnere mich gern an eine kleine Patientin, die mit ihrer Mutter zu mir in die Praxis kam und mir ihre von Warzen übersäte Hand zeigte. Sie war offensichtlich sehr unglücklich und die Mutter berichtete, sie hätten schon alles versucht. Auf meine Aussage „Dann müssen wir eben die Ameisen bitten" reagierte die Kleine mit staunenden Augen, und die Skepsis der Mutter verschwand schnell, als ich erzählte, dass das Schöllkraut von den Ameisen verbreitet wird: Es ist ein sogenannter „Ameisenwanderer". Diese bringen die Samen in ihren Bau, fressen dort das sogenannte Elaiosom, einen Anhang an den Samen, und bringen den Samen anschließend wieder nach draußen. Man findet die Pflanze auf Schuttplätzen und Brachen in Menschennähe und eben auch in Hinterhöfen, solange die Gärtnerinnen nicht allzu fleißig waren. So konnte ich der kleinen Patientin das Schöllkraut und die Anwendung gleich zeigen.

Schöllkraut ist eine ausdauernde, bis 50 cm hohe Pflanze. Sie ist eher weich, und die gefiederten Blätter wirken unterseitig blaugrau, die vierblättrigen Blüten sind gelb. Schöllkraut bildet aufrecht stehende Schoten. Unverwechselbar wird sie durch den orangegelben Milchsaft, der in der ganzen Pflanze vorhanden ist, typisch für die Familie der Mohngewächse. Dieser Saft ist stark färbend und schmeckt bitter-scharf. Er enthält verschiedene Alkaloide, eiweißspaltende Enzyme und Farbstoffe. Im Frühjahr ist der Geschmack am stärksten ausgeprägt.

Die kleine Patientin wendete den Saft äußerlich auf ihre Warzen an. Nach vier Wochen kannte sie zum einen alle Schöllkrautstandorte der Umgebung, zum anderen war die „Mutterwarze", wie sie die zuerst aufgetretene nannte, abgefallen. Nach weiteren vier Wochen waren alle Warzen verschwunden. Sie war stolz und glücklich und hatte begonnen, die Ameisen zu beobachten und gelegentlich zu füttern. Ein schönes Beispiel für die Stärkung der Selbstwirksamkeit. Die tägliche Anwendung von Schöllkrautsaft gegen Warzen hat sich mir oft erfolgreich gezeigt.

Innerlich verwende ich Schöllkraut in der zugelassenen Dosierung in der Teemischung zur Entkrampfung der Verdauung, aber auch bei viralen Erkrankungen, Warzen, Papillomviren und zur Stimulierung des Immunsystems. Auch konnte ich in Einzelfällen beobachten, wie während der Gabe von Chelidonium D4, also in tiefer Potenz, die Viruslast bei HIV-infizierten Personen sank, ohne dass weitere Veränderungen in der Medikation stattgefunden hatten. Dies mag ein Zufall gewesen sein, erscheint mir aber erwähnenswert. Eine Anwendung als Tee verbietet sich hier, um die ohnehin belastete Leber zu schonen.

> Schöllkraut entkrampft die Verdauung, hilft aber auch bei viralen Erkrankungen, Warzen, Papillomviren und zur Stimulierung des Immunsystems.

Ich selbst verwende frisches Schöllkraut gelegentlich als Tee zum Stoppen von Infekten: ein Blatt überbrühen und den Tee ungesüßt trinken. Schmeckt furchtbar, vor allem bitter und etwas scharf, aber eine Tasse genügt meistens. Größere Mengen sollten wegen der potenziellen Giftigkeit nicht eingenommen werden. Dies und die Anwendung bei Kindern verbietet aber der Geschmack ohnehin.

Schöllkraut auf einen Blick

MOTTO	„SCHÖLLKRAUT LÖST WARZEN AUF"
botanischer Name	Chelidonium majus griechisch chelidon bedeutet „Schwalbe" und weist auf den Blühbeginn zur Rückkehr der Schwalben hin

Eigenschaften und Inhaltsstoffe	• enthält verschiedene Alkaloide, u. a. Chelidonin,
	  Coptisin und Berberin, außerdem eiweißspaltende
	  Enzyme, weitere Farbstoffe und organische Säuren
	• wirkt antiviral, entkrampfend, gallenflussfördernd
	  und löst unphysiologische Eiweiße auf

Anwendungen	• bei Warzen äußerlich • bei viralen Infekten innerlich (Dosierung beachten!) • entkrampfend bei Husten • bei Polypen • regt den Gallenfluss an und entkrampft die Gallengänge • bei Hautproblemen mit Leberbezug (Psoriasis) • beruhigend

verfügbare Zubereitungen	• als Frischpflanze und Saft selbst gesammelt
	• als Teedroge
	• als Tinktur
	• homöopathisch: Chelidonium D4 und andere
	  Potenzierungen in Iberogast®, einem Standardprä-
	  parat

potenzielle Problematik	• die Anwendung wurde aufgrund der potenziell
	  leberschädlichen Wirkung hoher Dosen beschränkt,
	  bis zu 5 % Anteil in Teemischungen und max. 0,35 g
	  Tagesdosis sind zugelassen, hochdosierte Standard-
	  präparate gibt es nicht mehr
	• wirksam und unproblematisch in zugelassener
	  Dosierung
	• nicht in der Schwangerschaft anwenden

Sonnenhut (Igelkopf)

Sonnenhut ist eine beeindruckend schöne Pflanze aus der Familie der Korbblütler oder Asteraceae, die in den letzten zehn Jahren auch Einzug in unsere Gärten gehalten hat. Sie bevorzugt sonnige und eher trockene Standorte. Ihre Heimat sind die Prärien Nordamerikas, und ihre Wurzel war den dortigen Einheimischen als Heilpflanze zur Wundheilung wohlbekannt, ein weiteres Beispiel, wie Erfahrungswissen Eingang in die offizielle Medizin gefunden hat. Madaus brachte mit Echinacin als erste Firma ein heute vielfach kopiertes Sonnenhutpräparat auf den Markt.

Sonnenhut ist eine ausdauernde, bis 70 cm hohe Staude mit großen rosa-violett-purpurnen Blüten. Sie erinnern etwas an die verwandten Sonnenblumen, Topinambur oder Rudbeckien. Medizinisch verwendet werden Echinacea angustifolia, Echinacea pallida und Echinacea purpurea, deren Inhaltsstoffspektrum sich in Bezug auf die Wirksamkeit etwas unterscheidet.

Es gibt zahlreiche Studien über Sonnenhut mit sehr unterschiedlichen Ergebnissen. Die direkte antivirale Wirkung ist dabei zwar vorhanden, scheint aber nicht im Vordergrund zu sein und bezieht sich vor allem auf die Verhinderung des Viruseintritts in die Zellen. Sonnenhut lässt sich eben nicht wie beispielsweise ein Antibiotikum bei einer vorhandenen Erkrankung einsetzen. Ein Nachweis der Wirksamkeit durch eine Reduzierung der Erreger kann daher nicht funktionieren. Zwar lässt sich für einzelne Inhaltsstoffe wie Echinacosid oder Cichoriensäure eine Wirkung nachweisen, entscheidend ist aber wie so oft in der Pflanzenheilkunde der Gesamtextrakt der Pflanze.

Hier zeigen sich deutlich immunstimulierende Wirkungen, unter anderem eine Vermehrung der weißen Blutkörperchen. Diese durch verschiedene Inhaltsstoffe verursachten Effekte auf das Immunsystem sind das eigentlich Interessante an Sonnenhut. Die körpereigene Abwehr wird quasi wachgerufen. Die Pflanze wird daher auch von der Naturheilkundeabteilung der Berliner

Charité mit den in der universitären Forschung üblichen Ein-
schränkungen als vorbeugend empfohlen. Auch ein Review der
renommierten Cochrane Collaboration empfiehlt gut eingeführ-
te Echinacea-Präparate zur Vorbeugung und Symptomlinderung.

Sonnenhut stimu-
liert das Immun-
system, kann einen
beginnenden
Infekt also
bremsen.

In meiner Praxis hat sich die Anwendung vor allem in zwei
Situationen bewährt. Da Sonnenhut das Immunsystem stimuliert, verwende ich ihn entweder vorbeugend bzw. am Anfang
eines viralen Infekts, um diesen sofort zu bremsen. Ist die Erkrankung erst einmal im vollen Gange, erscheint mir der Einsatz von
Sonnenhut wenig sinnvoll, da das Immunsystem ja schon auf
Hochtouren arbeitet. In dieser Situation eignen sich andere Pflanzen besser.

Sinnvoll wird die Echinacea-Gabe wieder in der Erholungsphase, also nach durchgemachtem Infekt, um das Immunsystem
gleichsam zu trainieren und einer häufig resultierenden, länger-
fristigen Infektanfälligkeit vorzubeugen. Da die Teedroge recht
teuer ist, kann auch auf ein Standardpräparat oder eine homöopathische D1 zurückgegriffen werden.

Sonnenhut wirkt
unter anderem
immunstimulierend.

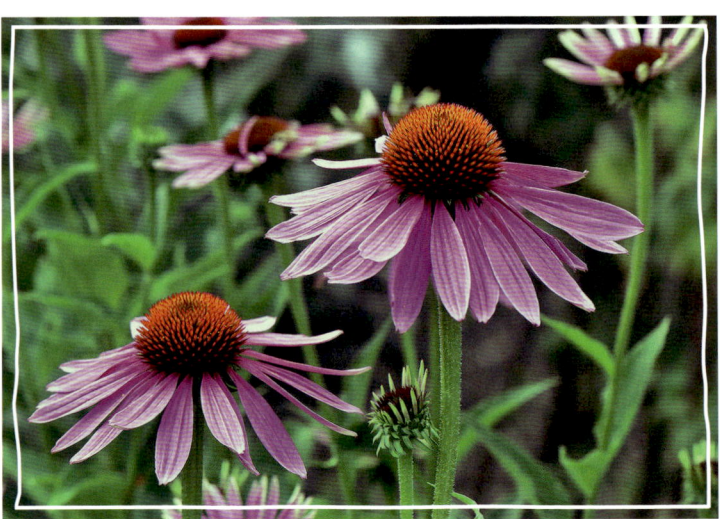

Sonnenhut (Igelkopf) auf einen Blick

MOTTO	„ECHINACEA IST DER PERSONAL TRAINER FÜR DAS IMMUNSYSTEM"
botanischer Name	Echinacea purpurea oder E. angustifolia griechisch echinos bedeutet „Igel"
Eigenschaften und Inhaltsstoffe	• verschiedene Polysaccharide und organische Säuren wie Cichoriensäure und deren Abkömmlinge wie Echinacosid, außerdem Alkamide und Flavonoide • stimuliert die Bildung und Aktivität immunkompetenter Zellen, wirkt antiviral, antibakteriell und wundheilend
Anwendungen	• zur Abwendung und im Anfangsstadium viraler Infekte • allgemeine Stärkung der Abwehr • in der Rekonvaleszenz zum Wiederaufbau des Immunsystems • äußerlich zur Wundheilung • bei Augenentzündungen • Gurgeln bei Rachenentzündung
verfügbare Zubereitungen	• als Teedroge • als alkoholischer Auszug (Tinktur) • homöopathische Tiefpotenz D1 oder D2 • verschiedene Standardpräparate, z. B. Echinacin®, Echinaforce® • Echinacea Mund- und Rachenspray von Wala • verschiedene Salben • Echinacea angustifolia Rh D3 Augentropfen (Weleda) u. a.
potenzielle Problematik	• aus grundsätzlichen Überlegungen nicht in Selbstmedikation bei Autoimmunerkrankungen

Süßholz

Wohl kaum eine Heilpflanze ist uns einerseits im Sprachgebrauch so geläufig und andererseits als Pflanze so unbekannt wie das Süßholz. Man bekommt die etwa fingerdicken, außen braunen, innen gelblichen Wurzelstücke mitunter zum Kauen in Naturkostläden zu kaufen. Allerdings wissen wohl nur wenige, dass Lakritze vor allem eingedickter Süßholzsaft ist. Der Süßigkeit werden Zucker, Mehl, Gelatine und anderes zugesetzt und das Ganze dann in Form oder Stangen gepresst. Bekannt sind auch die Salmiakpastillen gegen Husten, die Süßholzsaft, Ammoniumchlorid und Anisöl enthalten.

An der Lakritze scheiden sich die Geister: Es gibt ausgesprochene Liebhaber genauso wie Menschen, die Lakritze, also Süßholz, beinahe verabscheuen. In der Tat ist es eine ganz spezielle Süße, die uns diese Pflanze zur Verfügung stellt, in einer Zeit vor der industriellen Zuckerherstellung ein seltener und begehrter Geschmack, der zum vermehrten Anbau in Mitteleuropa ab dem 13. Jahrhundert führte. Zu dieser Zeit kam Süßes vor allem von den Bienen.

Die Pflanze stammt ursprünglich aus Südeuropa und Kleinasien. Süßholz heißt botanisch Glycyrhizza glabra. Der Name kommt aus dem Griechischen: glykys bedeutet „süß" und rhiza „Wurzel", das lateinische glabra „klebrig". Sie gehört zu den Schmetterlingsblütlern (Leguminosae oder Fabaceae) und ist unter anderem mit den Kleearten, aber auch den Bohnen und der Robinie verwandt.

Die Pflanze ist ein ausdauerndes Kraut, das bis zu 1,50 Meter hoch werden kann und über einen sehr ausgedehnten Wurzelstock mit teils meterlangen Ausläufern verfügt. Das vollständige Ausgraben der ganzen Pflanze, ohne die Wurzeln zu verletzen, war früher eine mögliche Meisterprüfungsaufgabe im Gärtnerhandwerk. Die Pflanze hat die typischen zusammengesetzten Schmetterlingsblüten, die in der Form etwas an Rotklee erinnern, aber blauviolett oder manchmal weiß sind.

Süßholz ist sicher eine der bestuntersuchten Heilpflanzen überhaupt. Sie enthält eine Vielzahl sehr interessanter Inhaltsstoffe, unter anderem Farbstoffe, Mineralien, Zucker, Stärke und vor allem eine Reihe von Saponinen. Das sind Substanzen, die Oberflächenspannungen von Flüssigkeiten herabsetzen und so z. B. Fette in Wasser löslich machen. Sie bilden Schaum vergleichbar mit Spülmittel. Tatsächlich bedeutet das lateinische Wort sapo „Seife". Als Anekdote sei erwähnt, dass den ersten Schaumfeuerlöschern im Jahr 1906 Süßholzsaft zugesetzt wurde, eben wegen der Schaumbildung.

Der interessanteste Inhaltsstoff ist wohl ein Triterpensaponin, die stark antiviral wirksame Glycyrrhizinsäure (GZ). Diese hemmt im Reagenzglas eine ganze Reihe von Viren in ihrem Wachstum, auch Coronaviren. Sie erwies sich im Vergleich mit anderen Stoffen als die wirksamste gegen SARS-CoV-2. Weitere Viren sind HIV-1, Hepatitis A, B, C, Herpes simplex, Epstein-Barr-Virus (Pfeiffersches Drüsenfieber) und Flaviviren (Gelbfieber, Denguefieber sowie Meningitis) – sicher eine beeindruckende Aufzählung, die uns das Potenzial dieser Pflanze bewusst machen kann, auch wenn der Rückschluss von Laborexperimenten auf die Praxis nur begrenzt zulässig ist.

> Die stark antiviral wirksame Glycyrrhizinsäure in Süßholz hemmt im Reagenzglas eine Reihe von Viren in ihrem Wachstum, auch Coronaviren.

Neben der antiviralen Wirkung sind in Studien antibakterielle, pilzwidrige, entzündungshemmende, entkrampfende, immunstimulierende sowie Leber, Nerven und Zellen schützende Eigenschaften nachgewiesen worden. Das Süßholz ist ein echter Generalist, was die traditionelle chinesische Medizin schon lange nutzt. Hier wird die Pflanze in zahlreichen klassischen Teerezepturen als verbindendes Element eingesetzt. Dies entspricht der Zugehörigkeit zum Element Erde, ausgedrückt durch den süßen Geschmack. Das Erdelement steht in den Wandlungsphasen immer an den Übergängen, verbindet also die anderen Elemente harmonisch miteinander. In gewisser Weise finden wir diese verbindende Eigenschaft ja auch bei der Saponinwirkung beschrieben.

Süßholz hat zahlreiche naturheilkundliche Anwendungen:

- Bei Husten und Bronchitis wirkt es auswurffördernd, schleim-lösend, entkrampfend und reizlindernd.
- Bei Gastritis und Magengeschwüren wirkt es entkrampfend, entzündungswidrig und heilend. Der schützende Magen-schleim wird stabilisiert und die Magenzellen geschützt. Die-ser Effekt beruht unter anderem auf einer Erhöhung des kör-pereigenen Cortisolspiegels.
- In meiner Praxis hat sich Süßholz in der Neurodermitisbe-handlung und beim Ausschleichen von Cortison bewährt.
- In Japan wird Süßholz bei chronischer Hepatitis eingesetzt.
- In neueren Untersuchungen zeigt sich eine Schutzwirkung für Nervenzellen vor Entzündungen, was einen Einsatz bei Multipler Sklerose vorstellbar macht.
- Die immunmodulierenden Eigenschaften können bei Au-toimmunprozessen und Allergien hilfreich sein.

Nun gilt auch bei natürlichen Mitteln, dass alles, was wirkt, auch Nebenwirkungen entfalten kann. Bei längerer oder hochdosierter Anwendung von Süßholz gibt es Effekte ähnlich wie bei Corti-son. Es kommt dann zu Wassereinlagerungen. Auch eine Blut-druckerhöhung ist möglich. Werden Digitalispräparate oder was-sertreibende Saluretika eingenommen, verstärkt sich der Kalium-verlust. All dies ist bei einer Teetherapie im üblichen Zeitraum von vier bis acht Wochen nicht zu erwarten, sollte aber mit be-dacht werden. Es ist eben wie mit der oder dem Angebeten: zu viel Süßholz raspeln bewirkt mitunter das Gegenteil des ge-wünschten Effekts.

Süßholz auf einen Blick

MOTTO	„SÜSSHOLZ VERMITTELT HEILUNG"
botanischer Name	Glycyrhizza glabra der Name bedeutet „süße, klebrige Wurzel"
Eigenschaften und Inhaltsstoffe	• über 400 Inhaltsstoffe, u. a. Triterpensaponine wie Glycyrrhizin- und Glycyrrhetinsäure, verschiedene Farbstoffe wie Flavonoide und Cumarine sowie zuckerähnliche Substanzen und Mineralien • wirkt antiviral und antimikrobiell, auswurffördernd, entzündungshemmend, entkrampfend, leber-, nerven- und zellschützend, regt das Immunsystem an
Anwendungen	• bei allen viralen Erkrankungen • vermittelt Synergien mit anderen Heilpflanzen und Mitteln • stärkt das Immunsystem • bei Magen- und Zwölffingerdarmgeschwüren • bei Husten, Bronchitis • bei Neurodermitis • bei chronischer Hepatitis • stärkt und schützt Schleimhäute und Zellen
verfügbare Zubereitungen	• als Teedroge • als Saft (Succus Liquiritiae) • als Lakritze (meist hoher Zuckergehalt, medizinische Wirkung fraglich)
potenzielle Problematik	• indirekte cortisonähnliche Wirkungen • höher dosierte Anwendung auf sechs Wochen beschränken • nicht bei Bluthochdruck • nicht in der Schwangerschaft

Taigawurzel

Die Taigawurzel, auch sibirischer Ginseng genannt, ist zuallererst eine adaptogene Pflanze, das heißt, sie hilft uns besser mit Stress umzugehen, und dazu gehören ja auch Erkrankungen. Dass dauerhafter Stress das Immunsystem ausbremst, ist mittlerweile medizinisches Allgemeinwissen. Während die Pflanze in ihrer Heimat Sibirien, Nordkorea, Japan und dem nordöstlichen und zentralen China gut bekannt ist, hat sie in Mitteleuropa erst seit Kurzem die ihr zustehende Aufmerksamkeit bekommen. Ich bin vor über 15 Jahren hauptsächlich aus Kostengründen auf sie aufmerksam geworden, weil der verwandte Ginseng doch sehr teuer ist. Ich war dann im Selbstversuch sehr angenehm überrascht, wie gut die adaptogene Wirkung zu spüren ist. Diese tritt sanft, ja fast unbemerkt ein und wird erst im Rückblick richtig deutlich.

Die Stresstoleranz, Konzentrationsfähigkeit und Leistungsfähigkeit meiner Patientinnen wurde merkbar gesteigert. In Russland ist dies schon lange bekannt und auch gut beforscht. Taigawurzel ist eine Art Dopingmittel für das Immunsystem, wirkt immunstimulierend und auch antiviral. Heute nimmt man an, dass viele lang anhaltende Erschöpfungszustände und auch Autoimmunprozesse auf sogenannte Slow-Virus-Infektionen zurückzuführen sind. Dass Taigawurzel hier hilft, ist zumindest denkbar.

> Taigawurzel ist eine Art Dopingmittel für das Immunsystem, wirkt immunstimulierend und antiviral.

Die Taigawurzel (Eleuterococcus senticosus) gehört zur Familie der Araliengewächse oder Araliaceae. Der meist zwei bis drei, selten bis sechs Meter hohe rankende Strauch ist mit Ginseng und auch unserem heimischen Efeu verwandt. Die jungen Triebe sind mit kleinen Dornen besetzt, daher der Beiname senticosus, was „dornenreich" bedeutet.

Eleuterococcus enthält ein Gemisch verschiedenster Inhaltsstoffe, die in der Literatur häufig als Eleuteroside zusammengefasst werden. Diese Bezeichnung suggeriert eine chemisch einheitliche Stoffgruppe, dies ist aber nicht der Fall, vielmehr handelt es sich um sehr unterschiedliche Substanzen. So finden wir Lignane wie Sesamin, Phenylpropane wie Syringin, Chlorogensäure, Sterole, Cumarine, Triterpensaponine und Polysaccharide, außerdem eine Vielzahl an Mineralien und Spurenelementen. Wie so häufig lassen sich zwar einzelnen Stoffen bestimmte Wirkungen zuschreiben, die in Studien belegte Wirkung erreicht man aber mit dem Gesamtextrakt.

Taigawurzel auf einen Blick

MOTTO	„TAIGAWURZEL ERHÖHT DIE STRESSTOLERANZ"
botanischer Name	Eleuteroccocus senticosus lateinisch senticosus bedeutet „dornenreich"
Eigenschaften und Inhaltsstoffe	• enthält verschiedene, als Eleuteroside A bis F zusammengefasste Inhaltsstoffe, u. a. Lignane, Phenylpropane, Cumarine, Sterole, Triterpensaponine, Polysaccharide und eine Vielzahl von Mineralien und Spurenelementen • wirkt adaptogen (hilft, mit Stress besser umzugehen), leistungssteigernd, konzentrationsfördernd und schlaffördernd, außerdem antiviral und immunstimulierend • ihr werden zudem blutzuckersenkende, blutfettsenkende und antitumorale Eigenschaften zugeschrieben
Anwendungen	• bei viralen Erkrankungen zur Immunstimulation • in der Rekonvaleszenz nach Viruserkrankungen • bei Erschöpfungszuständen • zur Steigerung der Konzentrations- und Leistungsfähigkeit • bei Stresszuständen, z. B. in Prüfungszeiträumen • in der Erkältungszeit zur Vorbeugung
verfügbare Zubereitungen	• Wurzel als Teedroge • verschiedenste Standardpräparate als Kapseln oder Tabletten, wobei die Qualität sehr unterschiedlich sein kann (achten Sie auf gut untersuchte Präparate), Tee ist in Mischung meist ausreichend
potenzielle Problematik	• da die Pflanze stimulierend wirkt, sind Erregungszustände denkbar, aber sehr unwahrscheinlich, sie sollte aber aus grundsätzlichen Erwägungen bei Bluthochdruck vorsichtig eingesetzt werden

Thymian

Der Thymian (Thymus vulgaris) aus der Familien der Lippenblütler oder Labiatae ist meine Lieblingspflanze zur Behandlung
von Atemwegserkrankungen und zur allgemeinen Stärkung
der Abwehr. In den Erkältungszeiten verlässt kaum jemand,
vor allem kein Kind, meine Praxis ohne Thymian in der Tee rezeptur.

Thymian ist ein kleiner verholzender Halbstrauch, der sich
besonders in der Hitze des Mittelmeerraums wohlfühlt. Mittlerweile hat er auch in vielen Variationen Einzug in unsere (Klein-)
Gärten und auf unsere Balkone gehalten. Die Bienen lieben ihn
und auch in der Küche ist er als Gewürz beliebt. Allerdings sind
die meisten Gartenvarianten nicht medizinisch verwendbar. In
unseren Breiten nördlich der Alpen ist der nah verwandte Feld-
thymian oder Quendel heimisch.

Tipp

Thymian ist als Tee regelmäßig getrunken ein gutes Mittel bei
Mundgeruch, wenn dieser nicht von den Zähnen her kommt, und
wirkt vorbeugend gegen Infekte.

Besuchen wir den echten Thymian in seiner Heimat, so müssen
wir uns in die Hitze des spanischen Sommers begeben. Auf den
trockenen Hügeln zwischen Steinen finden wir diesen Überlebenskünstler. Wir ernten Blätter und Blüten, indem wir sie ab-
streifen, oder verwenden ein Werkzeug, um kleine Äste abzu-
schneiden. Die verholzten Äste sind praktisch nicht zu pflücken
und entziehen sich einem einfachen Abbrechen. Sie sind nicht
nur hart, sondern auch elastisch, und dies beschreibt das Wesen
dieser Pflanze recht gut: Hartes bricht, aber Elastisches überlebt.
Thymus ist eben eine kleine „mutige" Pflanze (griechisch thymos
bedeutet „Mut"), die sich allen Widrigkeiten stellt.

Thymian bringt eine große Elastizität in den Körper, gerade, aber nicht nur bei Kindern. Er wirkt entkrampfend bei Atemwegserkrankungen und in die Verdauung hinein. Außerdem wirkt er antimikrobiell, also gegen Bakterien, Pilze und Viren. Er ist daher erste Wahl bei Husten, gerade auch bei Keuchhusten.

> Thymian wirkt entkrampfend bei Atemwegserkrankungen und entkrampft die Gallenwege. Er ist daher erste Wahl bei Husten.

Pharmakologisch betrachtet ist Thymian eine aromatische Bitterstoffpflanze. Diese Kombination wirkt stimulierend auf die Verdauungsdrüsen, woraus sich die verdauungsfördernde Wirkung vor allem von Eiweißen erklärt (Fleischgewürz). Dies führt medizinisch angewendet bereits zu einer allgemeinen Kräftigung auch des Immunsystems.

Die im Thymian enthaltenen ätherischen Öle, deren wichtigstes das Thymol ist, wirken stark desinfizierend und krampflösend. Dies ist in zahlreichen Studien belegt, auch wenn der letztliche Wirkmechanismus (wie so oft) nicht eindeutig geklärt ist.

Die Anwendung erfolgt als Tee einzeln oder in Mischung, als Tinktur oder in Form von Standardpräparaten. Anwendungsgebiete sind Husten, vor allem krampfartiger, also auch Keuchhusten und als Unterstützung bei Asthma. Bei Bronchitis ist er sehr hilfreich, wirkt aber auch entblähend und appetitanregend.

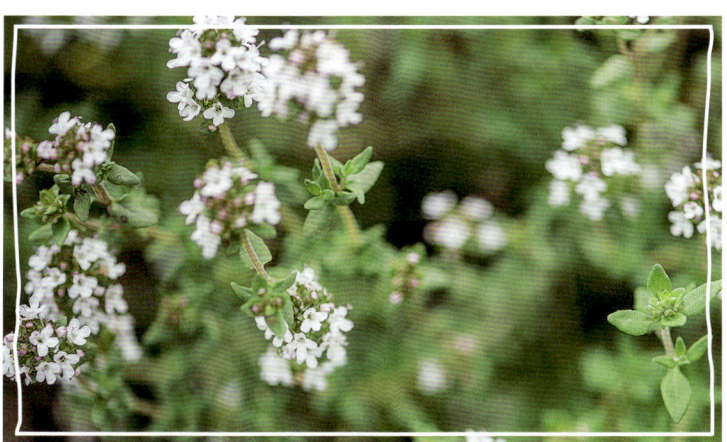

Thymian hilft bei Atemwegserkrankungen und zur allgemeinen Stärkung der Abwehr.

Thymian auf einen Blick

MOTTO	„THYMIAN BRINGT ELASTISCHE FESTIGKEIT"
botanischer Name	Thymus officinalis griechisch thymos bedeutet „Mut"
Eigenschaften und Inhaltsstoffe	• enthält verschiedene ätherische Öle, vor allem Thymol und Labiatengerbstoffe • wirkt antiviral, antibakteriell und pilzwidrig, außerdem entkrampfend • verbessert den Appetit und die Eiweißverdauung
Anwendungen	• bei viralen Erkrankungen ergänzend mit anderen Heilpflanzen • allgemeine Stärkung der Abwehr • Husten, vor allem krampfartiger; Bronchitis • Gurgeln bei Rachenentzündung • Dampfbad bei Husten • appetitanregend • sollte auch viel als Küchengewürz genutzt werden
verfügbare Zubereitungen	• als Teedroge • als alkoholischer Auszug (Tinktur) • als Standardmonopräparat: z. B. Pulmonest® • als Standardpräparat mit Salbei: Salvia-thymol® • verschiedene Hustensäfte
potenzielle Problematik	• keine

Weitere antivirale Heilpflanzen

Die Liste weiterer antiviral wirkende Heilpflanzen ist lang. Pflanzen haben im Laufe ihrer Evolution eine große Bandbreite von Stoffen entwickelt, um sich gegen Viren zu schützen. Sie sind die besten Pharmazeutinnen der Welt. Ich habe die für unseren Kulturkreis wichtigsten und bekanntesten ausführlich beschrieben, aber die Aufzählung muss verständlicherweise unvollständig bleiben. Wenn wir dann noch über den mitteleuropäischen Raum hinausschauen und in andere pflanzenheilkundliche Traditionen blicken, zeigt sich, wie viele Möglichkeiten es gibt, und noch mehr, was wir alles nicht wissen. Es gibt hier noch viel Heilsames zu entdecken. Einige wichtige Heilpflanzen mit antiviralem Potenzial möchte ich Ihnen hier noch kurz vorstellen.

Braunelle

Die gewöhnliche Braunelle (Prunella vulgaris) aus der Familie der Lippenblütler enthält unter anderem Triterpensaponine, Lippenblütergerbstoffe vor allem Rosmarinsäure und Pflanzenfarbstoffe (Flavonoide und Cumarine).

Ein Polysaccharid der Pflanze, das Prunellin, wurde in den 80er Jahren als Begleitmittel in der HIV-Therapie beforscht und zeigt Wirkungen bei HIV-Infektionen im Anfangsstadium. Auch Wirkungen gegen Herpes-simplex-Viren (HHV-1 und -2) sind nachgewiesen. Verwendet wird das Kraut als Tee oder Tinktur.

Wirbeldost

Der Wirbeldost (Clinopodium vulgare) aus der Familie der Lippenblütler enthält unter anderem Flavonoide, ätherisches Öl, organische Säuren und Saponine. Die Pflanze wirkt antioxidativ und entzündungshemmend, außerdem antibiotisch und antiviral. Verwendet wird das Kraut als Tee oder Tinktur.

Helmkraut

Das Helmkraut (Scutellaria baicalensis und weitere Subspezies) ist ebenfalls ein Lippenblütler, der viel in der nordamerikanischen Kräuterheilkunde verwendet wird. Stephen Harrod Buhner, einer der bekanntesten amerikanischen Phytotherapeuten, schreibt ihm ein großes antivirales Wirkspektrum zu und nennt es eines der potentesten antiviralen Mittel überhaupt. Wichtig sei es die Wurzel zu verwenden. Das Inhaltsstoffspektrum ist groß und reicht über die familienüblichen ätherischen Öle und Polyphenole hinaus. Substanzen wie Baicalein oder Scutellarin, um nur einige zu nennen, zeigen starke antivirale und entzündungswidrige Eigenschaften. Außerdem enthält Helmkraut interessanterweise auch Melatonin, was die Anwendung zur Beruhigung und Schlafförderung plausibel macht. In meiner persönlichen Praxis spielt Helmkraut (bis jetzt) keine große Rolle. Dies ist aber nur ein Ausdruck meiner Arbeitsweise und keine Aussage über die sicher vorhandene Wirksamkeit.

Einjähriger Beifuß

Auch in anderen Heilpflanzenfamilien finden sich noch interessante Vertreterinnen. Einjähriger Beifuß (Artemisia annua) aus der Familie der Korbblütler ist durch seinen Wirkstoff Artemisin zu eine gewissen Berühmtheit gelangt. Die nachgewiesene Anti-Malaria-Wirkung hat seiner Entdeckerin Tu Youyou, einer chinesischen Wissenschaftlerin, 2015 den Nobelpreis für Medizin eingebracht und zur Entwicklung zahlreicher Medikamente geführt. Leider beginnt auch hier bereits eine Resistenzentwicklung. Im Zuge der Corona-Pandemie ist Artemisia annua im asiatischen Raum und in Afrika auch gegen Coronaviren eingesetzt worden und zeigt ersten Studien zufolge auch eine antivirale Wirkung.

Im Zuge der Corona-Pandemie ist Artemisia annua im asiatischen Raum und in Afrika auch gegen Coronaviren eingesetzt worden.

Wasserdost

Wasserdost (Eupatorium cannabinum) aus der Familie der Korb-blütler findet sich vor allem an feuchten Standorten gerne in Wassernähe und ist auch in Mitteleuropa weit verbreitet. Unge-achtet der schon in der Antike üblichen medizinischen Anwen-dung bei Grippe und Fieber sowie zur Entgiftung ist Wasserdost wenig untersucht. Ich verwende ihn als immunstimulierendes Mittel. Er enthält laktonische Bitterstoffe, ätherische Öle, pflanz-liche Farbstoffe und Phenolcarbonsäuren mit antioxidativem und antiviralem Potenzial.

Holunder

Ein altes Sprichwort fordert auf, vor dem Holunder (Sambucus nigra) aus der Familie der Geißblattgewächse den Hut zu ziehen, da er so heilkräftig sei. Während man die Anwendung von Rinde und Blättern wohl kaum noch kennt, dürfte Holunderbeerensaft allgemein bekannt sein. Er ist seit der Wiederentdeckung durch die Firma Bionade auch deutlich preisgünstiger geworden, da der Anbau gesteigert wurde.

Ein heißer Holundersaft abends getrunken hat schon manche Erkältung kuriert. Reiben Sie ein wenig frischen Ingwer hinein und geben Sie 1 TL guten regionalen Imkerhonig dazu. Holunder-beeren enthalten große Mengen an Farbstoffen, die unter ande-rem antimikrobiell, antientzündlich und schmerzstillend wirken.

Kapland-Pelargonie

Die Kapland-Pelargonie (Pelargonium sidoides) aus der Familie der Storchschnabel- oder Geraniengewächse ist durch das Mittel Umckaloabo® bekannt geworden. Sie wird auch als afrikanische Geranie bezeichnet. Medizinisch verwendet wird die Wurzel. Sie enthält zahlreiche Gerbstoffe und ähnliche Verbindungen, wirkt also vor allem der Virusadsorption entgegen. Die Wirkung bei Atemwegsinfekten ist in Studien bestätigt.

In meiner Praxis habe ich Unterschiedliches gesehen: Teilweise war die Wirkung hervorragend, vor allem bei hoher Anfangsdosierung, teilweise enttäuschend. Ich vermute, man muss ein „Umckaloabo-Typ" sein, dann ist die Wirkung bei Virusinfekten verlässlich.

Grüner Tee

Grüner Tee (Chamellia sinensis) aus der Familie der Kameliengewächse ist vor allem wegen seiner anregenden Wirkung bekannt. Allerdings sind in den letzten etwa zwanzig Jahren zunehmend die enthaltenen Polyphenole, das sind bestimmte grüne Gerbstoffe, in den Mittelpunkt des pharmakologischen Interesses gerückt, vor allem das wohl wichtigste, das Epigallocatechingallat (EGCG).

Diese Stoffgruppe hat eine stabilisierende Wirkung auf die Schleimhäute und verhindert so Zellveränderungen, die ja oft durch Viren ausgelöst werden. Auch scheinen sie die Ablagerung von Eiweißstoffwechselprodukten vor allem im Gehirn zu verhindern. Für unseren Zusammenhang ist aber vor allem die viruseinhüllende Wirkung, vergleichbar mit der Zistrose, von Bedeutung. Grüntee-Extrakte werden als Vorbeugung von Virusinfekten empfohlen.

> Grüntee-Extrakte werden als Vorbeugung von Virusinfekten empfohlen.

Bach-Nelkenwurz

Last, but not least die wundervolle Nachzüglerin Bach-Nelkenwurz (Geum rivale) aus der Familie der Rosengewächse). Als ich unlängst auf einem Heilpflanzenspaziergang schwerpunktmäßig die Rosengewächse behandelte, war ich hocherfreut, ihr wieder einmal zu begegnen. Betrachtet man die Familie der Rosengewächse, so kann man einzelnen Organsystemen ihre jeweilige Rose zuordnen, z. B. dem Herz den Weißdorn oder dem Uterus den Frauenmantel. Die Bach-Nelkenwurz ist die Rose für das Immunsystem. Ihr Fruchtstand erinnert interessanterweise stark an Coronaviren.

Mir sind keine Studien über diese Pflanze bekannt, aber die Signatur zeigt, dass hier einiges Potenzial zu entdecken wäre. Inhaltsstoffe wie verschiedenen Gerbstoffe, organische Säuren und ein wenig ätherisches Öl machen zumindest eine Verhinderung der Virusadsorption plausibel, aber erlauben wir uns an dieser Stelle ruhig einmal, bei dem Bild zu bleiben: eine Rose fürs Immunsystem – unsere innere Ärztin dürfte es erfreuen.

Hiermit möchte ich diese notwendigerweise unvollständige Liste schließen und mich gleichzeitig bei all den Pflanzen entschuldigen, die hier keine Aufnahme gefunden haben. Ihr seid dennoch toll, wir sind nur womöglich zu blind für euer Potenzial.

Propolis: Hilfe aus dem Bienenstock

Es sei gestattet, an dieser Stelle Propolis zu erwähnen. Auch wenn es keine Heilpflanze ist, haben die Bienen aus den Knospenharzen der Bäume ein phantastisches Heilmittel pflanzlichen Ursprungs geschaffen, das mir schon oft gute Dienste geleistet hat.

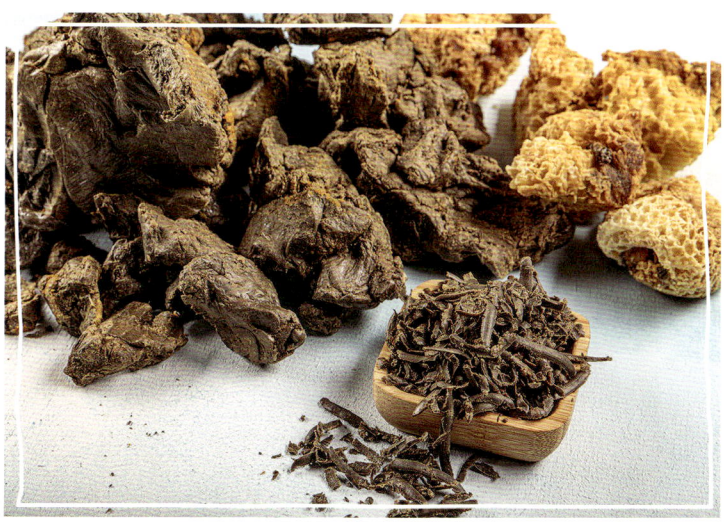

Propolis ist ein hochkomplexes Stoffgemisch mit antiviraler Potenz.

Diese wirklich interessante Substanz mit antiviraler Potenz stammt also aus dem Bienenstock. Als Imker werde ich mitunter gefragt, ob ich Kettenraucher sei. Diese Frage kann ich lachend verneinen. Meine gelben Finger legen die Vermutung zwar nahe, sie riechen aber nicht nach Tabak, sondern nach Propolis. Der Geruch ist aromatisch, harzig, manchmal etwas zimtig. Arbeite ich an den Bienenstöcken, komme ich beim Ziehen der Waben mit dem klebrigen Kittharz in Kontakt. Diese Substanz ist ein hochkomplexes Stoffgemisch, dessen Zusammensetzung je nach Standort und Jahreszeit variiert.

Der Bienenstaat hat eigene „Propolisbeauftragte", das sind Sammelbienen, die an Knospen und Wunden von Bäumen Harze und ähnliche Substanzen sammeln und in den Stock tragen. Sicher haben Sie schon einmal bemerkt, wie die Blütenknospen der Kastanie vor dem Aufplatzen glänzend und klebrig werden. Genau solche Substanzen sammeln die Bienen an verschiedenen Laubbäumen.

Im Bienenstock werden die Harze noch mit ein wenig Wachs und Speichel vermengt und dienen in der feuchtwarmen Atmosphäre der Desinfizierung. Die Bienen verstopfen (manchmal zum Leidwesen des Imkers) damit alle Ritzen und Spalten. Vor allem aber überziehen sie Wände und das Innere der Brutwaben mit einem feinen Propolisfilm, quasi einem antimikrobiellen Anstrich. Auch eingedrungene Räuber, z. B. Wespen, werden nach ihrem Tod „propolisiert". All dies stellt eine effektive Methode zur Gesunderhaltung des Bienenvolkes dar, das man ja als einen vielzelligen Organismus begreifen kann.

> Die im Propolis enthaltenen Inhaltsstoffe haben antibakterielle, pilzwidrige und antivirale Eigenschaften, besonders gegen Schnupfen- und Herpesviren.

Die im Propolis enthaltenen Inhaltsstoffe zeigen in der Praxis der Bienen und im Labor antibakterielle, pilzwidrige und auch antivirale Eigenschaften, besonders gegen Schnupfen- und Herpesviren. Es enthält unter anderem eine Reihe von Flavonoiden und Phenolen sowie ätherische Öle, die von der Pharmakologie für die Wirkung verantwortlich gemacht werden.

Nun ist es aber mit Naturstoffen so eine Sache. Insbesondere Vielstoffgemische mit variierender Zusammensetzung wie Propolis sind ein pharmakologischer Alptraum. Da eine eindeutige Reproduzierbarkeit von Versuchsergebnissen schwierig ist, fehlt oft ein wissenschaftlicher Beleg für die Wirksamkeit, und Hinweise beziehen sich dann lediglich auf einzelne isolierbare Stoffe – so auch hier. Dennoch legt die Naturbeobachtung eine solche Gesamtwirkung nahe, die Bienen handeln ja nicht aus Langeweile.

Auch stellt sich natürlich die Frage der Bioverfügbarkeit der Inhaltsstoffe. Bei der äußerlichen Anwendung ist diese sicher gegeben, und auch die Schleimhäute werden bei innerlicher Anwendung erreicht, sowohl in Rachen als auch im Darm und mittelbar auch die der Atemwege. Zudem gibt es eine Reihe von positiven Erfahrungen, die von den Vertretern der Apitherapie (die medizinische Verwendung der Bienenprodukte) veröffentlicht werden. Andererseits sind die oft marktschreierisch behaupteten Wunderwirkungen mit Vorsicht zu genießen.

Ich selbst verwende Propolis vor allem äußerlich gegen Lippenherpes und zeitweise innerlich zur Stärkung des Immunsystems. Ich nehme dann 3 x täglich 3 Tropfen mit Honig ein. Diese Anwendung war bei meiner eigenen Corona-Infektion in Verbindung mit anderen Mitteln extrem hilfreich. Glücklicherweise sitze ich als Imker an der Quelle und weiß um die Herkunft.

Ein weiterer Punkt ist die Frage nach der Verträglichkeit von Propolis. Alle wirksamen Substanzen haben potenziell auch Nebenwirkungen, egal ob sie aus dem Reagenzglas oder aus der Natur stammen. Man schätzt, dass etwa vier Prozent der Bevölkerung allergisch auf Propolis reagieren, und zwar besonders Menschen, die sich bereits mit allergischen Hauterscheinungen wie Neurodermitis auseinandersetzen müssen. Hier ist also zur Vorsicht geraten. Auch Schwangere sollten aus grundsätzlichen Überlegungen kein Propolis einnehmen. Es gibt ja glücklicherweise noch viele andere Möglichkeiten.

Empfehlungen für die Anwendung:

- Zunächst ist es wichtig, Arzneimittel von Nahrungsergänzungsmitteln und Kosmetika zu unterscheiden, denn hier gelten jeweils andere Vorschriften und Kontrollen. So sind die Hürden für eine Arzneimittelzulassung deutlich höher, Wirksamkeit und Qualität dann aber nachgewiesen. Erkennbar sind Arzneimittel an ihrer Pharmazentralnummer (PZN).
- Hanosan stellt eine bewährte Propolisurtinktur sowie eine Propolissalbe her, die diesen Kriterien genügen, also Arzneimittelqualität haben.
- Weitere Zubereitungen neben Tropfen und Salben sind Mundsprays, Lutschbonbons und Pastillen sowie weitere Nahrungsergänzungsmittel.
- Verwenden Sie nur qualitativ hochwertige Produkte mit eindeutiger Herkunft der Grundstoffe. Empfehlenswert ist hier Demeter-Qualität.
- Leider sind viele, gerade die aus China stammenden Chargen, mit krebserregenden polyzyklischen aromatischen Kohlenwasserstoffen (PAK) belastet. Von der Anwendung ist abzuraten.
- Eine besonders vielversprechende Werbung spricht nicht unbedingt für Qualität. Generell ist die Proklamation von Gesundheitswirkungen für Propolis in Nahrungsergänzungsmitteln laut Bundesinstitut für Risikobewertung unzulässig, da nicht nachgewiesen.
- Bei der Anwendung von Propolisprodukten sollten Sie zunächst niedrig dosieren und auf mögliche allergische Reaktionen achten, insbesondere wenn Sie zu Allergien neigen. Später können Sie die Dosis erhöhen. Dennoch gilt der alte Spruch auch hier, dass viel nicht unbedingt viel hilft.

ANHANG

Ein Wort zur Homöopathie

Über kaum ein Thema in der Naturheilkunde wurde und wird unversöhnlicher und ideologischer gestritten als um die Wirksamkeit homöopathischer Mittel und der Homöopathie als Ganzes.

Ich bin Heilpraktiker und Vertreter einer „handwerklichen" Naturheilkunde, der zwar homöopathische Mittel anwendet, aber keine klassische Homöopathie betreibt und gern auch wissenschaftliche Studien liest. Ich möchte daher den Versuch unternehmen, zur Versachlichung der Diskussion beizutragen, schließlich geht es in der Medizin nicht ums Rechthaben, sondern um das Wohl der Menschen. Aus meiner jahrzehntelangen Praxis, der fast ebenso langen Tätigkeit als Dozent an verschiedenen Heilpraktikerschulen und den Diskussionen mit ärztlichen Kolleginnen heraus, gebe ich Folgendes zu bedenken:

1. Die Zubereitung homöopathischer Arzneien erfolgt nach den Vorschriften des HAB, des homöopathischen Arzneibuches, ist also jederzeit nachvollziehbar.

2. Das übliche Vorgehen der Verarbeitung ist die Verdünnung oder im homöopathischen Sprachgebrauch Potenzierung der Ausgangssubstanz in Stufen. Dabei wird üblicherweise jeweils 1:10 oder 1:100 verdünnt. Die 1:10-Potenzierung ergibt die D(ezimal)-Potenzen, die 1:100 Potenzierung die C(entesimal)-Potenzen. Die Zahl hinter dem D bzw. dem C gibt die Anzahl der Verdünnungsschritte an. Bei der von mir häufig verwendeten Potenz D6 ist also die Ausgangssubstanz sechsmal 1:10 verdünnt worden, zusammengerechnet also 1:1.000.000, Sie enthält daher die Ausgangssubstanz nur noch stark verdünnt, diese ist aber noch vorhanden. So lassen sich z. B. auch hochgiftige Pflanzen wie Schierling oder Tollkirsche therapeutisch einsetzen.

3. Es ist unstrittig, dass ab einer Potenzierung von D23 und darüber hinaus keinerlei Ausgangssubstanz mehr vorhanden ist (Avogadrozahl), beispielsweise eine D30 also völlig substanzfrei ist und keinerlei pharmakologische Wirkung mehr entfalten kann. Man nennt solche Potenzierungen Hochpotenzen, während niedrigere, noch minimale Wirkstoffmengen enthaltende Potenzierungen wie eine D6 als Tiefpotenzen bezeichnet werden. Leider wird hier seitens der Kritiker in keiner Weise differenziert und alles über einen Kamm geschoren. Das Argument, bei homöopathischen Mitteln sei „eh nichts drin", ist für Tiefpotenzen definitiv unzutreffend.

4. Andererseits muten die Versuche, die Wirkung homöopathischer Hochpotenzen, von der ja unzählige Menschen berichten, mit der Imprägnierung des Lösungsmittels, also des Wassers, zu erklären, etwas krampfhaft an. Ich halte das Bestreben, doch noch eine substanzielle Begründung zu finden, für komplett unnötig.

Zusammenfassend lässt sich sagen, dass die Therapie mit homöopathischen Hochpotenzen eine nicht pharmakologische, wirkstofffreie Behandlungsmethode ist. Ihr angesichts der vielen positiven Erfahrungen unzähliger Menschen jegliche Wirksamkeit abzusprechen, widerspricht aber dem wissenschaftlichen Prinzip der unvoreingenommenen Beobachtung.

Ihre Wirkung beruht auf anderen, nichtstofflichen Prinzipien, die man mit dem Begriff individualisiertes Placebo zusammenfassen könnte. Die Placeboforschung beginnt gerade erst zu verstehen, was da eigentlich passiert. Mit Sicherheit spielen aber die Beziehung und das Gespräch zwischen Therapeuten/Ärztin und Patient (wie in jedem therapeutischen Prozess) eine entscheidende Rolle. Dabei bedeutet Placebo mitnichten, dass keine Wirkung vorliegt. Placebo bedeutet einzig, dass keine Substanz verabreicht wurde.

Wer in diesem Zusammenhang auf dem pharmakologischen Nachweis als einzigem Beleg für Wirksamkeit besteht, möge einmal überlegen, wozu denn der Goldstandard der Arzneimittelforschung, die Doppelblindstudie, eigentlich erfunden wurde. Gäbe es keine nichtstofflichen Wirksamkeiten, auch wenn wir diese nicht verstehen, wäre es ja völlig unnötig, solche Studien doppelt verblindet durchzuführen. Es geht hier ja gerade um die Differenzierung von Placebowirkung von stofflich-pharmakologischer Wirkung. Somit beweist gerade die Notwendigkeit der Doppelblindstudie zum Nachweis pharmakologischer Wirkungen die Existenz nichtstofflicher Wirksamkeiten. Leider scheint diese Tatsache in Vergessenheit geraten zu sein.

Übrigens: Würde man den Nachweis pharmakologischer Wirksamkeit als einziges Kriterium für therapeutische Wirkung akzeptieren, müsste man konsequenterweise der gesamten Psychotherapie und sogar den manuellen Therapien eine Wirkung absprechen. Auch – diese Bemerkung sei gestattet – täten die Schulmedizin und vor allem die Kostenträger gut daran, eine „sprechende Medizin" zum Wohle der Erkrankten deutlich mehr wertzuschätzen und ihr eigenes Vorgehen diesbezüglich zu verändern.

Ich wünsche mir sehr, dass die obigen Ausführungen zur Abkühlung der Gemüter beitragen mögen und vor allem die teilweise herrschende geistige Enge ad absurdum führen. Die in diesem Ratgeber empfohlenen homöopathischen Mittel werden von der ganzen Diskussion ohnehin nicht tangiert, da es sich ausschließlich um Tiefpotenzen oder Mischungen von Tiefpotenzen handelt. Ich setze sie im Wesentlichen ergänzend zu den Heilpflanzen und anderen Anwendungen ein und habe vielfach positive Erfahrungen machen dürfen. Wenn man also zumindest die Idee einer Reiztherapie als wirksames Prinzip akzeptieren kann, sollte man mit dem Einsatz solcher Mittel keine Probleme haben.

Angewendet werden homöopathische Mittel nach dem folgenden Prinzip: Je akuter die Beschwerden, desto häufiger die Mittelgabe, diese kann im Extremfall sogar alle fünf Minuten oder viertelstündlich erfolgen. Die Menge der Globuli (meist fünf), Tropfen oder des Pulvers ist dabei von untergeordneter Bedeutung, entscheidend ist die Häufigkeit des therapeutischen Reizes. Tritt eine Besserung der Symptomatik ein, wird die Frequenz entsprechend reduziert. Bei diesem Vorgehen ist die geringe Wirkstoffmenge sogar ein Vorteil, da sie als Reiz fungiert, Nebenwirkungen aber nicht zu befürchten sind. Handelt es sich um milde Verläufe, kommt man in der Regel mit drei bis fünf Mittelgaben aus.

Schüßler-Salze

Die Therapie mit Schüßler-Salzen, „die biochemische Heilweise", geht auf den Oldenburger Arzt Wilhelm Heinrich Schüßler (1821–1898) zurück. Sie ist als einfaches überschaubares System verbreitet und für die Selbstmedikation gut geeignet. Eingesetzt werden homöopathisch aufbereitete körpereigene Mineralsalze meist in den Potenzierungen D6 oder D12. In meiner Praxis verwende ich Schüßler-Salze oft als Ergänzung zur Pflanzenheilkunde.

Interessanterweise hat Schüßler als Erster den Begriff „Biochemie" geprägt, der heute in völlig anderem Kontext verbreitet ist. Er betrachtete aber bereits Funktionsabläufe in Zellen und den Einfluss bestimmter Mineralien auf die Gesundheit der Zellen und des Menschen. Die in der damaligen Zeit geäußerten Spekulationen über die Wirkungsweise muten vom heutigen Wissensstand betrachtet eher abenteuerlich an und sind historisch zu begreifen. Insbesondere die Idee, man würde mit potenzierten Mineralsalzen Mängel beseitigen, hält sich in der Literatur besonders hartnäckig. Die daran vielfach geäußerte Kritik ist völlig berechtigt. Diese Erklärung der Wirkung ist natürlich Unsinn, denn die reine Menge von Mineralien in den verwendeten Potenzierungen ist extrem gering. Wir können also nicht von einer direkten   pharmakologischen   Wirkung durch eine bestimmte Wirkstoffmenge ausgehen, um die in der Praxis erlebbaren Wirkungen zu erklären.

Allerdings ist in den gebräuchlichen Potenzierungen von D6 oder D12 immer noch eine geringe Menge des entsprechenden Salzes enthalten, jedoch auf eine riesige Oberfläche verteilt. Eine Verdünnung durch den Körper, wie sie für jeden Verdauungs- und anschließenden Resorptionsprozess unerlässlich ist, kann also hier entfallen. Die Mittel werden bereits über die Mundschleimhaut in Blut und Lymphe aufgenommen. Meine persönliche Arbeitshypothese ist daher, dass die Schüßler-Salze als feiner Reiz den Körper, und hier sind Zellen und Zwischenzellraum gleichermaßen gemeint, an die spezifischen Stoffwechselprozesse gleichsam „erinnern" und diese so wieder balancieren. Man bedenke dabei auch, in welch geringen Konzentrationen Hormone und andere Botenstoffe oder auch Spurenelemente im Organismus Wirksamkeit entfalten. Es braucht also nicht immer große Mengen an Substanz.

Liegt dagegen ein echter Mangel vor, gibt es hervorragende Präparate, um diesen zu substituieren. An erster Stelle seien hier die Neukönigsförder Mineraltabletten® von Desma erwähnt, eine großartige Zusammenstellung von bestechender Logik, die alle Mineralien des Blutserums in denselben Verhältnissen enthält. Diese Zusammenstellung wurde von meinem leider verstorbenen Kollegen, dem Heilpraktiker Hans Heinrich Jörgensen (1933–2014), entwickelt.

Für die Dosierung der Schüßler-Salze gilt: Je akuter die Erkrankung, desto häufiger erfolgt die Mittelgabe. So kann der Versuch, eine Erkältung im Anfangsstadium zu stoppen, bis zu viertelstündliche Gaben von Ferrum phosphoricum D12 begründen. Mitten im Erkrankungsgeschehen sind in der Regel drei bis fünf Gaben des jeweiligen Mittels ausreichend, und in der Rekonvaleszenz reichen 1 oder 2 Tabletten Silicea D12 täglich.

Bezugsquellen

Eine verlässliche Bezugsquelle für Tees und Naturheilmittel ist die Zietenapotheke in Berlin: www.zietenapotheke.de

Diese Apotheke, mit der ich seit 25 Jahren zusammenarbeite, hat sich in hohem Maße um die Naturheilkunde, insbesondere die Pflanzenheilkunde, bemüht. Sie erhalten hier über den Versandhandel alle erwähnten Mittel und vor allem Tees in guter, geprüfter Qualität und aufgrund der großen umgesetzten Mengen auch preiswert.

Die meisten Naturheilmittel, Homöopathika und Schüßler-Salze können Sie selbstverständlich auch in jeder örtlichen Apotheke bekommen. Auch mag es sicher noch eine Reihe mir unbekannter Apotheken geben, die Heilpflanzen vorrätig haben, dies ist allerdings mit hohem Aufwand für Lagerung und Prüfung verbunden. Auch ist die Mischung von Tees personell aufwendig und einfach auch eine staubige Angelegenheit. Meine Erfahrung ist häufig, dass Apotheken zwar aus Freundlichkeit auf Nachfrage die Herstellung von Teerezepturen anbieten, diese dann aber sehr teuer werden, weil unter anderem Anbrüche berechnet werden.

Sollten Sie über eine Apotheke verfügen, die diesen Aufwand betreibt, schätzen Sie sich glücklich und unterstützen Sie diese bitte unbedingt, auch durch den Kauf von Zahnbürsten usw. Teilen Sie mir gerne den Kontakt mit. Wenn nicht, ist die Zietenapotheke wirklich eine gute Adresse.

Jenseits der als Arzneimittel zugelassenen und geprüften Teedrogen, die Sie nur über Apotheken beziehen können, gibt es natürlich im Naturkosthandel und im Bereich Nahrungsergänzung zahlreiche Anbieter von Heilpflanzen. Die Logik der meisten angebotenen Mischungen erschließt sich mir allerdings selten oder ist eben nicht medizinisch gedacht. Sie haben aber die Möglichkeit sich für den Hausgebrauch einzudecken. Ein gutes Angebot von Einzelpflanzen hat beispielsweise die Berliner Firma Kraeuterkontor.de, die fast nur biozertifizierte Drogen verkauft.

Eine weitere und wie ich finde tolle und lehrreiche Möglichkeit ist es, Heilpflanzen und Wildkräuter selbst zu sammeln. Gerade Kinder sind fasziniert. Dass dabei Naturschutzbestimmungen und Nachhaltigkeit zu beachten sind, versteht sich von selbst. Zum Glück sind aber die meisten Wildkräuter massenhaft vorhanden und im Garten gilt das Motto: „Unkräuter" werden aufgegessen.

Alle Teerezepturen im Überblick

Fiebertee → S. 36

Haustee für heitere Gelassenheit → S. 38

Einfacher Sinusitis-Tee → S. 62

Otitis-Tee → S. 69

Wohlschmeckender allgemeiner Hustentee → S. 87

Durchfalltee → S. 122

Teemischung zur Rekonvaleszenz → S. 153

Antiviraler Haustee → S. 163

Register

Bibliografische Information der Deutschen Nationalbibliothek
Die Deutsche Nationalbibliothek verzeichnet diese Publikation in der deutschen Nationalbibliografie; detaillierte bibliografische Daten sind im Internet über http://dnb.ddb.de/ abrufbar.

ISBN 978-3-8426-3046-8 (Print)
ISBN 978-3-8426-3047-5 (PDF)
ISBN 978-3-8426-3048-2 (EPUB)

Abbildungen:
Titelmotiv: Shutterstock – gorillaimages, jopelka, JIANG HONGYAN, Dionisvera, Tetiana Rostopira, AmyLv, Lubo Ivanko, xpixel, Valeriia Anisimovaa, Quang Ho
Andreas Brieschke: 172, 176, 178
Herzlichen Dank, Clemens Schröder, für das schöne Portrait: 6
Stock.adobe.com: MIA Studio: 10/11; sveta: 13; designua: 14; Nataliia: 35; Africa Studio: 40/41; stockshoppe: 48; Nico Jende: 64; bilderzwerg: 68; designua: 76; christiane65: 154/155; orestligetka: 169; Václav Mach: 182; Greg Mailaender: 190; Lumistudio: 199; mehmet: 205

Originalausgabe

© 2022 humboldt
Die Ratgebermarke der Schlütersche Fachmedien GmbH
Hans-Böckler-Allee 7, 30173 Hannover
www.humboldt.de
www.schluetersche.de

Autor und Verlag haben dieses Buch sorgfältig erstellt und geprüft. Für eventuelle Fehler kann dennoch keine Gewähr übernommen werden. Weder Autor noch Verlag können für eventuelle Nachteile oder Schäden, die aus in diesem Buch vorgestellten Erfahrungen, Meinungen, Studien, Therapien, Medikamenten, Methoden und praktischen Hinweisen resultieren, eine Haftung übernehmen. Insgesamt bieten alle vorgestellten Inhalte und Anregungen keinen Ersatz für eine medizinische Beratung, Betreuung und Behandlung.
Etwaige geschützte Warennamen (Warenzeichen) werden nicht besonders kenntlich gemacht. Daraus kann nicht geschlossen werden, dass es sich um freie Warennamen handelt.
Alle Rechte vorbehalten. Das Werk ist urheberrechtlich geschützt. Jede Verwertung außerhalb der gesetzlich geregelten Fälle muss vom Verlag schriftlich genehmigt werden.

Lektorat: Linda Strehl, wort & tat, München
Layout: Groothuis, Lohfert, Consorten, Hamburg
Covergestaltung: Zero, München
Satz: Die Feder, Konzeption vor dem Druck GmbH, Wetzlar
Druck und Bindung: Gutenberg Beuys Feindruckerei GmbH, Langenhagen